Indische Aphrodisiaka

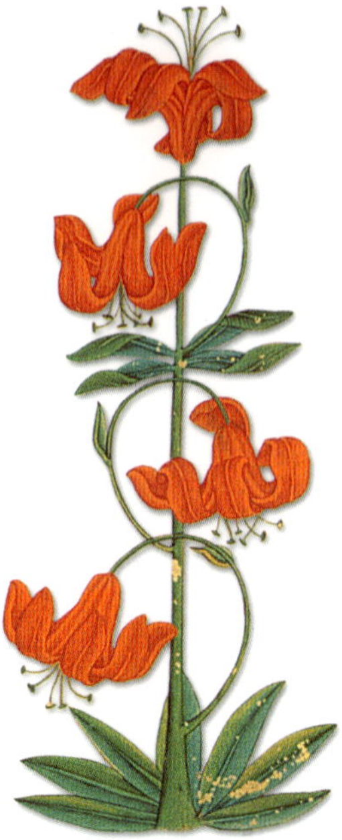

Die in diesem Buch zur Verfügung gestellten Informationen sind nicht dazu gedacht, Anweisungen und Ratschläge eines professionellen Arztes zu ersetzen. Die Autoren raten, sich eine Diagnose von einem kompetenten Arzt stellen und sich unter dessen Aufsicht behandeln zu lassen.

ISBN: 3-88059-967-x

Text:
Dr. Bhagwan Dash
Suhasini Ramaswamy

Illustrationen:
Mariam Hasan
Amitabh

Übersetzung: Sabina Mehta

Herausgegeben von:
Roli Books Pvt. Ltd. 2001
Lustre Press Pvt. Ltd.
M-75 Greater Kailash, Part-II (Markt)
Neu Delhi 110048, Indien
Telefon: 6442271, 6462782
Fax: 6467185
E-Mail: roli@vsnl.com
Webseite: rolibooks.com

Idee und Entwurf:
Roli CAD Centre

Druck und Einband: Singapur

Indische Aphrodisiaka

Substanzen
Pflanzen • Rezepte

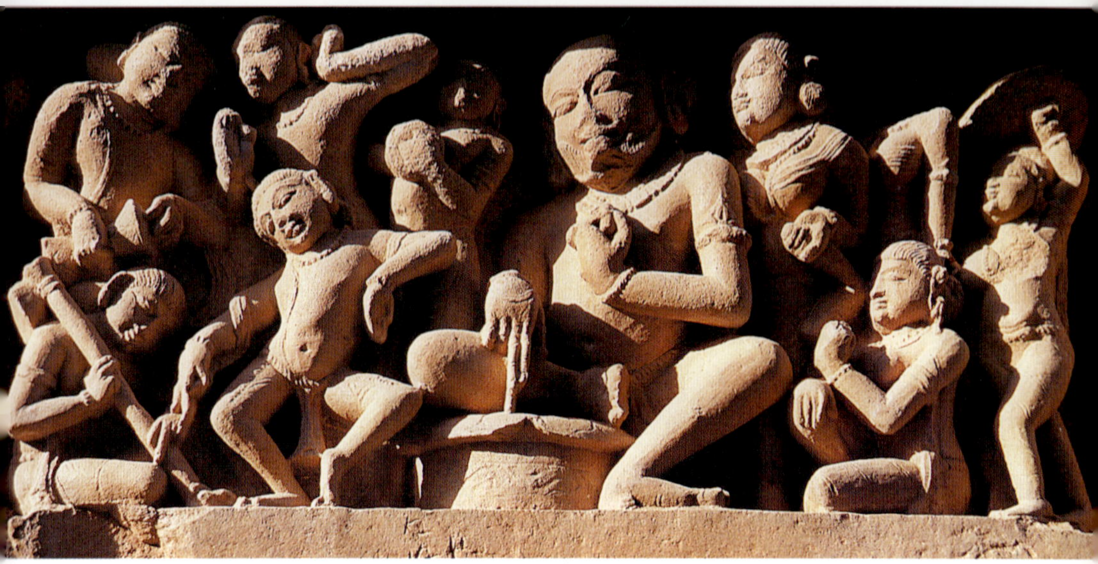

Dr. Bhagwan Dash
Suhasini Ramaswamy

Parkland

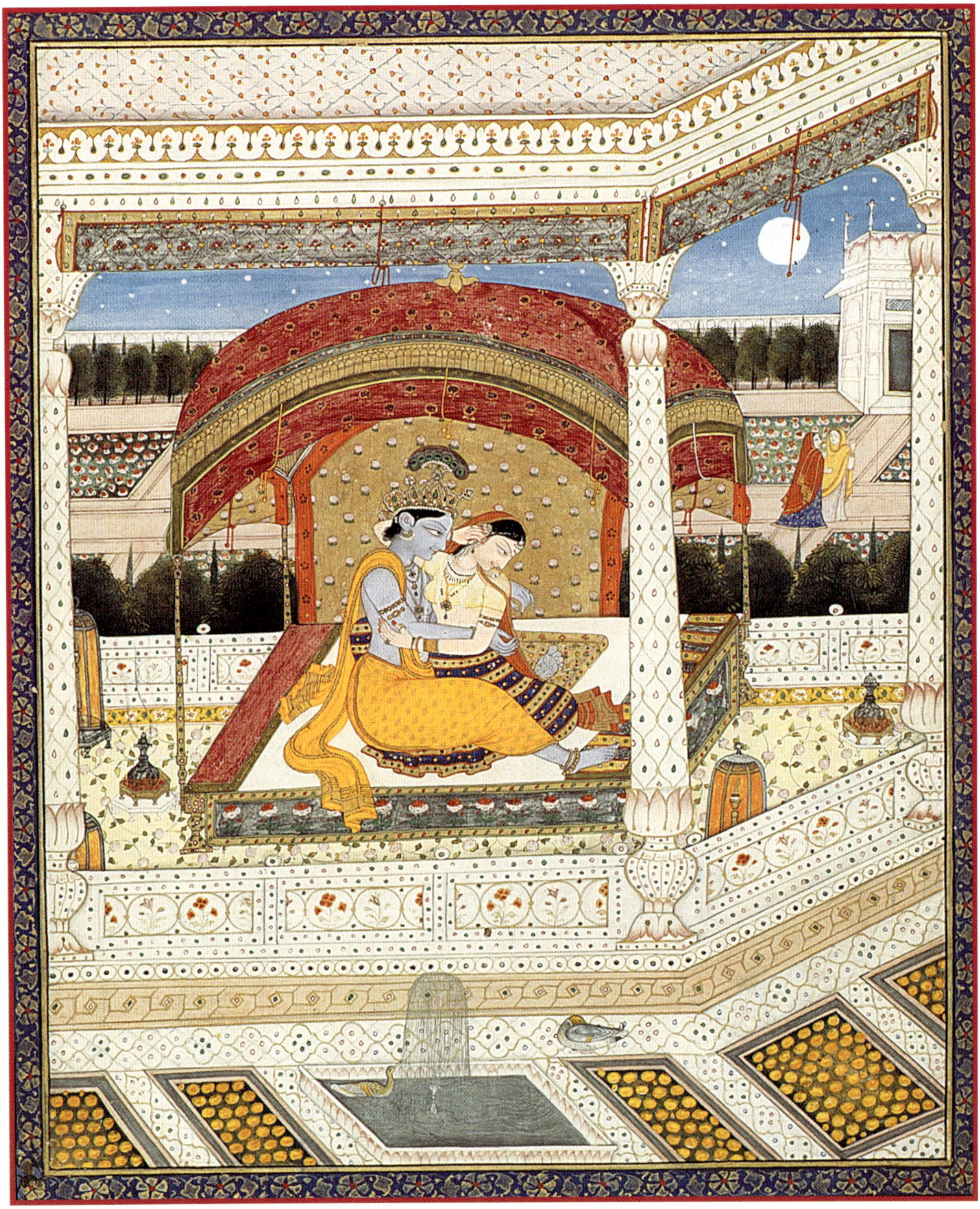

Während Manu, der Gesetzgeber, die Ansicht vertrat, dass sexuelle Beziehungen einzig und allein der Fortpflanzung dienten, befasste sich Vatsyayana mit dem Freude spendenden Aspekt des Sex. Ganz gleich, welcher Ansicht man ist, helfen indische Aphrodisiaka, ein gesundes und erfülltes Geschlechtsleben zu führen.

Inhalt

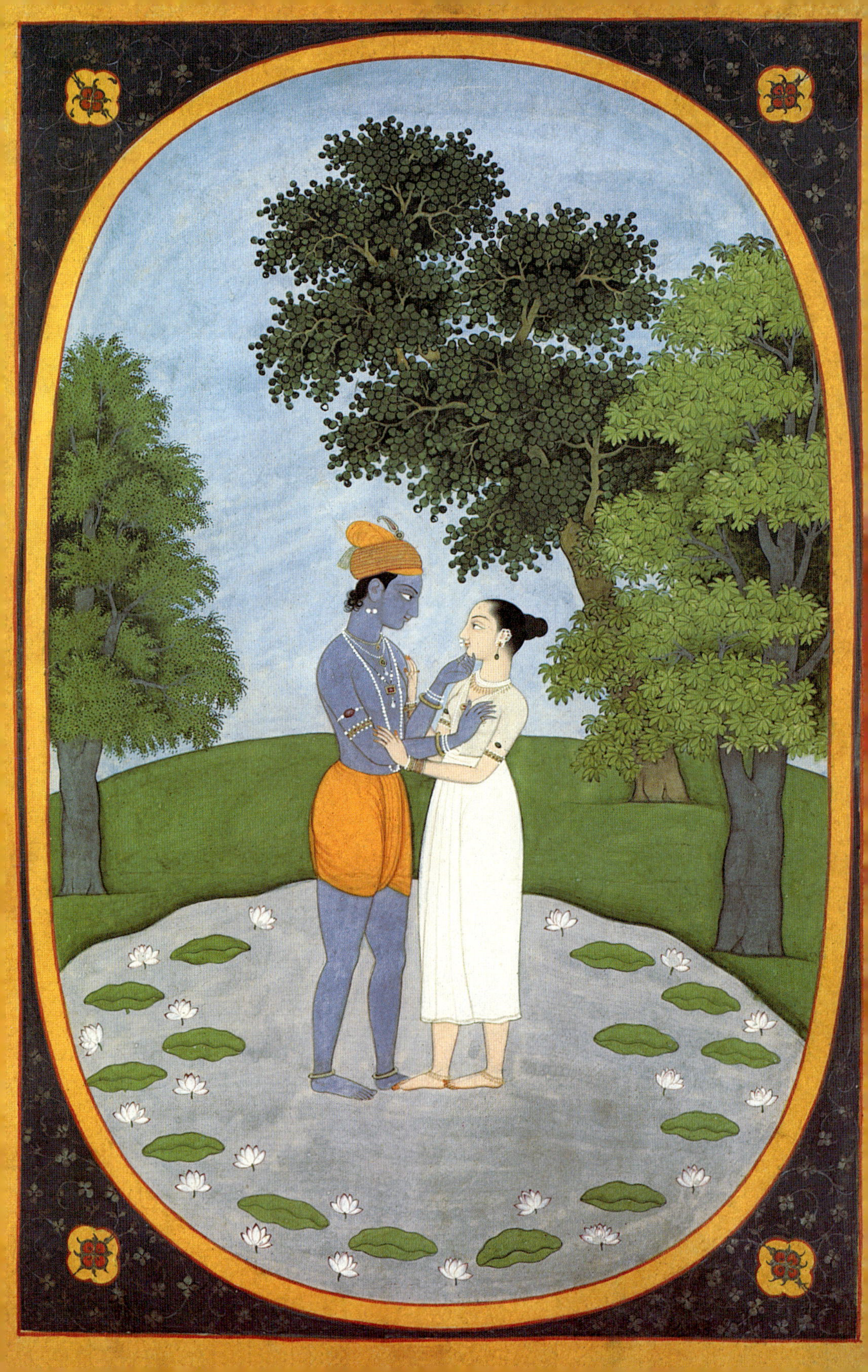

Sexuelle Erfüllung: Elixir für ein ausgeglichenes Leben

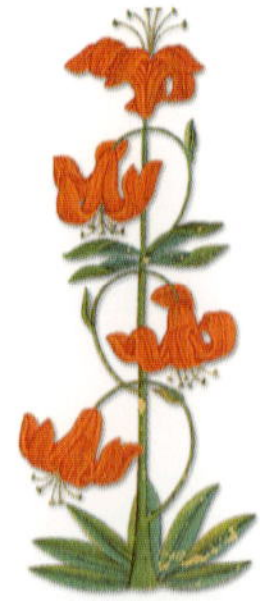

Die Schriften des Alten Indiens über das Ayurveda, die „Wissenschaft vom Leben", befassen sich auf direkte und unvoreingenommene Art mit Sex und all seinen Aspekten. Sex und sexueller Betätigung wird als wichtiger Bestandteil einer harmonischen Beziehung zwischen Mann und Frau innerhalb ehelicher Bande große Bedeutung beigemessen. Auch wenn eine körperliche Beziehung zwischen Mann und Frau beiden Erfüllung schenken soll, ist man der Ansicht, dass solche Beziehungen hauptsächlich der Fortpflanzung dienen. Die im Rahmen solcher Aktivitäten auftretende körperliche Befriedigung soll von beiden Partnern empfunden werden und zu einem besseren gegenseitigen Verständnis führen. Eine sexuell befriedigende Beziehung bildet demzufolge die Grundlage für ein harmonisches Familienleben und Harmonie innerhalb der Gesellschaft überhaupt. Sexuelle Erfüllung wird für ein erfülltes und gesundes Leben als genauso wesentlich betrachtet wie Nahrung und Schlaf.

Der Geschlechtsakt hat zwei Aspekte, von denen einer den anderen ergänzt. Zum einen dient er der Zeugung gesunder Kinder, die den Familiennamen fortführen und deren Gegenwart hilft, Mann und Frau enger aneinander zu binden und die Familienbande zu stärken. Zum anderen hilft er Spannungen abzubauen und Mann und Frau auf physiologischer, emotioneller und geistiger Ebene einander näher zu führen. Voraussetzung ist, dass die Partner zueinander passen, um fähig zu sein, ihre physischen und emotionellen Bedürfnisse und damit ihre Pflichten zu erfüllen bzw. richtig zu handeln (Dharma) und ihrer individuellen Rolle innerhalb der Familie gerecht zu werden. Eine solche Kompatibilität sorgt dafür, dass eine Ehe glücklich und dauerhaft ist und sie umgekehrt das Verhalten der Partner und deren Beitrag zur Gesellschaft positiv beeinflusst.

~

Die Befriedigung des sinnlichen Begehrens beider Partner ist beim Liebesakt von größter Bedeutung.

~

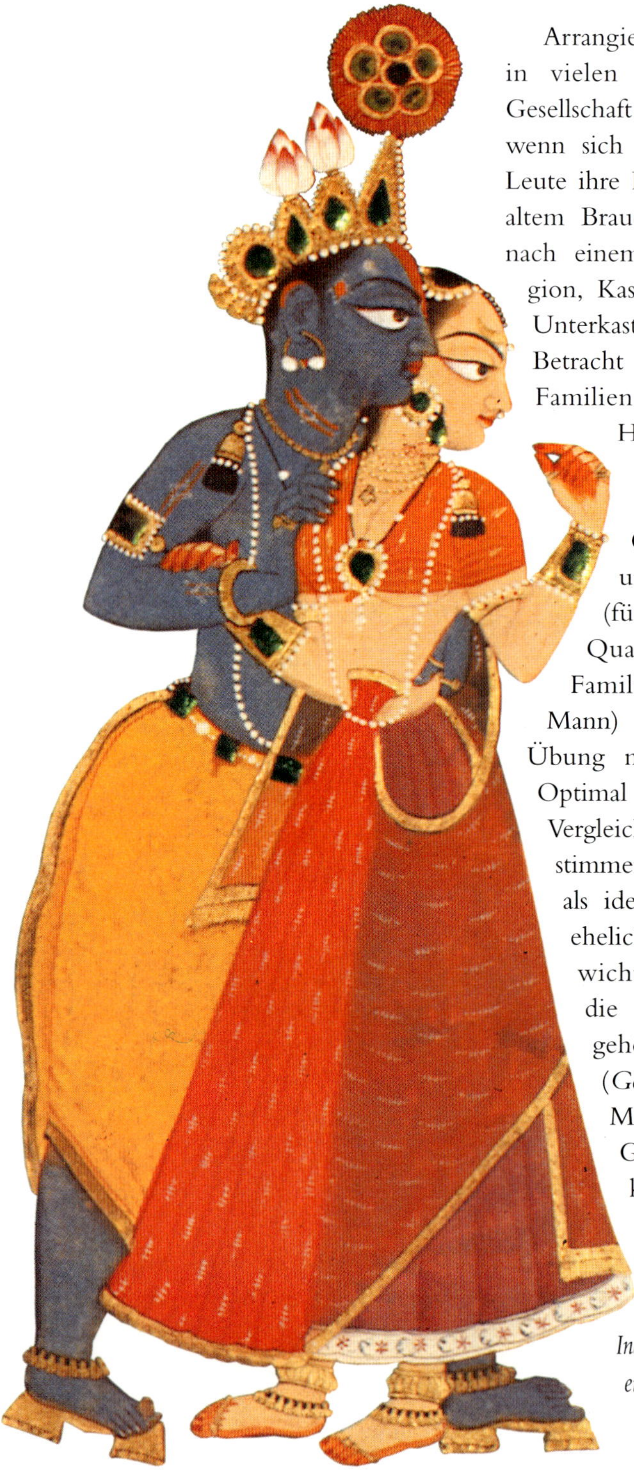

Arrangierte Ehen sind nach wie vor in vielen Schichten der indischen Gesellschaft an der Tagesordnung, auch wenn sich heute immer mehr junge Leute ihre Partner selbst suchen. Nach altem Brauch werden bei der Suche nach einem passenden Partner Religion, Kaste, Region und sogar die Unterkasten einer Gemeinschaft in Betracht gezogen. Für viele Hindu-Familien ist ein Vergleichen der Horoskope der erste Schritt vor Beginn der Eheverhandlungen. Zusätzlich zu Größe, Hautfarbe, Bildung und anderen Besonderheiten (für ein Mädchen) und Qualifikationen, Arbeit und Familiengeschichte (für einen Mann) verbirgt sich hinter dieser Übung noch ein anderer Grund. Optimal kann es bei einem solchen Vergleich zu insgesamt 18 übereinstimmenden Punkten kommen, was als ideale Voraussetzung für eine eheliche Bindung gilt. Zu den wichtigsten Gesichtspunkten, die dabei verglichen werden, gehören Kaste (*Varna)*, Sippe (*Gotra*), die Position des Mondes zum Zeitpunkt der Geburt, die Planetenkonstellation und Details wie Alter und gesund-

Indische Schriften betonen, wie wichtig ein Vergleichen der Horoskope der zu Verheiratenden ist.

heitliche Verfassung. Der Pundit untersucht Temperament, Veranlagung und Intellekt der jeweiligen Einzelpersonen, um festzustellen, ob sie zu den Veranlagungen des vorgeschlagenen Partners passen (*Vasya*). Er fühlt den Puls (*Nadi*), an dem er psychologische Erbfaktoren erkennen kann. Die *Doshas* Wind-*Vata,* Galle-*Pitta* und Phlegma-*Kapha* kontrollieren die Körperfunktionen. Solange sie sich im Körper in einem Zustand des Gleichgewichts befinden, ist ein Individuum gesund. Wenn eines oder mehrere dieser Elemente aus dem Gleichgewicht geraten, verursachen sie Morbidität und einen schlechten Gesundheitszustand. Noch wichtiger und relevanter ist in unserem Zusammenhang die sexuelle Kompatibilität der zu Verheiratenden.

Die große Umsicht und Sorgfalt, mit der man auch nicht das kleinste Detail dieses gesellschaftlichen und Familienmosaiks ausser Acht lässt, unterstreicht die Bedeutung, die Sex als einem der Aspekte eines Menschenlebens beigemessen wird.

Vatsyayanas *Kama Sutra* legt einem Mann ans Herz, eine Jungfrau aus seiner eigenen Kaste zur Frau und Mutter seiner Kinder zu wählen, da die Gesellschaft nur die Söhne einer solchen Bindung als gesetzliche Erben anerkennt. Manu, der Gesetzgeber, verbot eine Bindung zwischen einer Frau aus einer höheren Kaste und einem Mann aus einer niederen Kaste. Es war einem Mann verboten, die Frau eines Verwandten, Freundes, hohen Priesters oder Königs zu berühren. Vatsyayana teilt die Frauen nach ihren Eigenschaften in mehrere Gruppen ein. Eine *Padmini* (Lotos-Frau) ist ein Sinnbild weiblicher Schönheit; eine *Citrini* (wie ein Bild) ist vollbusig und von schlanker Gestalt;

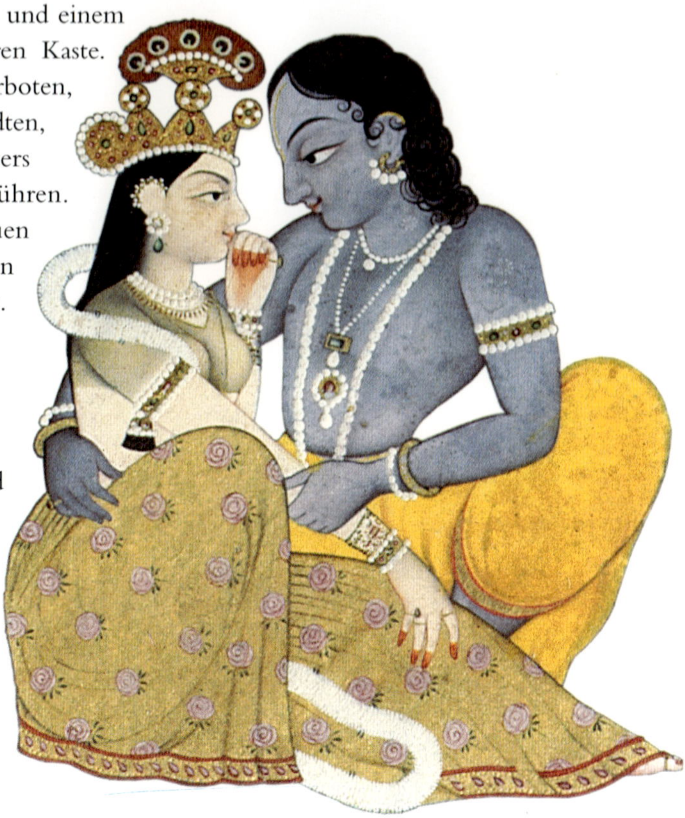

Das Kama Sutra rät einem Mann, sich eine Jungfrau aus seiner eigenen Kaste zur Frau zu nehmen.

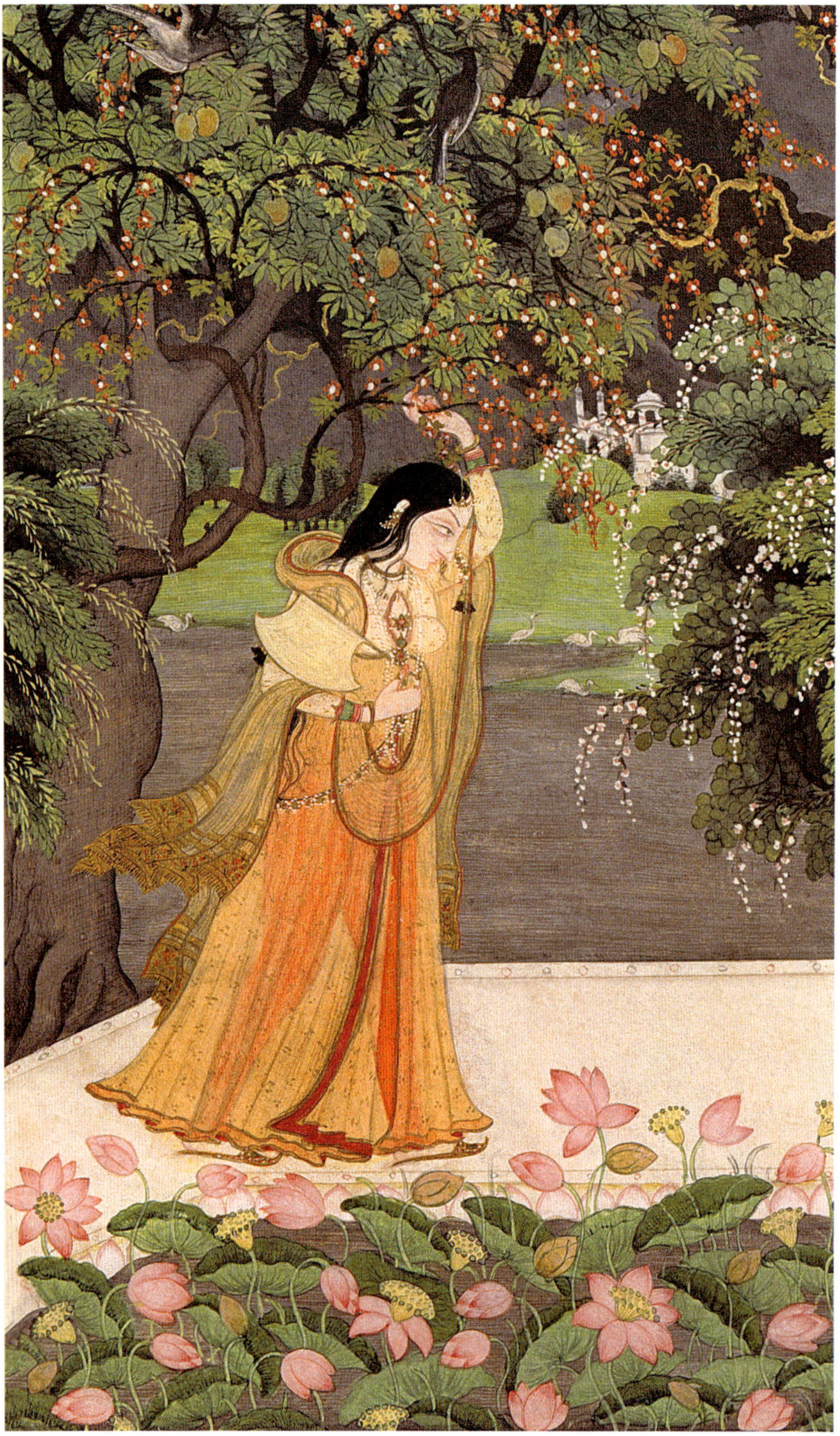

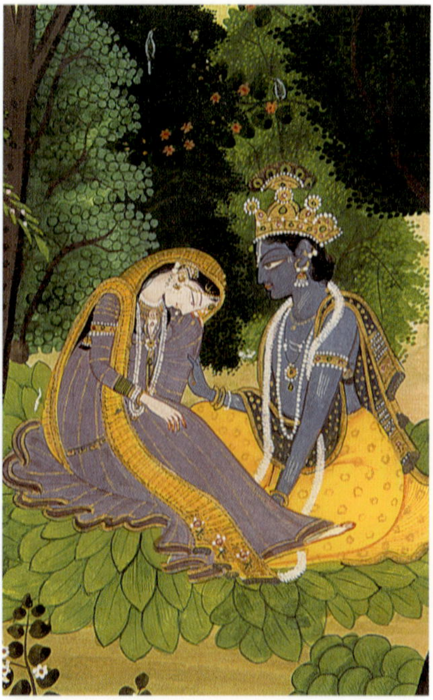

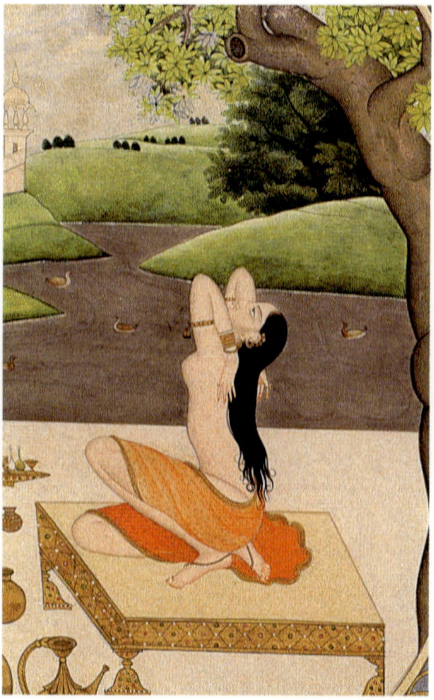

Vatsyayana teilt Frauen in Gruppen auf, die schlank und zart sind ***(gegenüber)****, schüchtern* ***(links oben)*** *oder kräftig, rundlich und einen ausgeprägten Geschlechtstrieb haben* ***(rechts oben)****.*

eine *Shankini* (Muschel-Frau) ist zierlich, schlank und scheu und eine *Hastini* (Elefanten-Frau) ist kräftig, rundlich und hat einen starken Geschlechtstrieb. Hinsichtlich der Kompatibilität rät Vatsyayana, dass zu Männern mit den Eigenschaften eines Hasen, Bullen oder Pferdes Frauen passen, deren Eigenschaften denen einer Hirschkuh, Stute und Elefantin entsprechen. Der Weise Charaka meint, es wäre für einen Mann, dem das Glück beschieden ist, eine Frau nach seinem Geschmack zu finden (aufgrund seines *Karma* bzw. seiner Handlungen in seinem vorherigen Leben) körperlich wie auch geistig von großem Vorteil, weil er sich so in eine glänzende Erscheinung verwandle und sich seine positiven Eigenschaften entfalteten. „Sie entzückt das Herz; sie ist wie Kama (der Liebesgott); ihre geistigen Fähigkeiten ähneln denen ihres Gatten; sie ist *Vasya* (liebenswürdig); sie wird von ihrem Geliebten geliebt und mit ihren hervorragenden Eigenschaften wirkt sie wie eine Schlinge, die sich um alle Sinnesobjekte legt."

In den Schriften des Ayurveda sind ganze Kapitel Therapien gewidmet, die sich u.a. mit der Verwendung von Heilmitteln, der Diät und Kuren befassen, die für ein sexuell erfülltes und harmonisches Leben wichtig sind. Eines der besten Beispiele einer solchen Schrift ist das *Charaka Samhita*, das eine Vorstellung von der großen Bedeutung vermittelt, die dem Geschlechtsleben eingeräumt wurde, und welchen Platz es in der indischen Gedankenwelt einnahm. Manu, der strenge Vater der Gesetze, legte Wert auf den Geschlechtsakt mit der Fortpflanzung als Ziel. Der Weise Vatsyayana dagegen beschäftigte sich in seinem unsterblichen klassischen Werk *Kama Sutra* mit den Wonnen und Freuden, die von beiden Partnern beim Liebesakt empfunden werden.

So wie sexuelle Erfüllung unerlässliche Voraussetzung für ein harmonisches Leben ist, kann auch behauptet werden, dass ein Fehlen einer solchen Erfüllung Unstimmigkeiten und Verwirrungen in der Beziehung zwischen Mann und Frau verursachen kann, die zu Disharmonie in der Familie führen. Deshalb kann nie oft genug betont werden, wie wichtig es ist, die Rolle des Sex richtig zu verstehen.

Die Lehren des Ayurveda

Die Förderung einer guten Gesundheit und ihr Erhalt mittels medizinischer Hilfen sind die Hauptziele des Ayurveda, das sich nach diesem Gesichtspunkt in acht Zweige aufteilt:

- *Kayachikitsa*-Interne Medizin
- *Salya Tantra*-Chirurgie
- *Shalakya Tantra*-die Behandlung von Erkrankungen an Kopf und Hals
- *Agada Tantra*-Toxikologie
- *Bhuta Vidya*-Psychiatrie
- *Kasuma Bhrtya*-Pädiatrie und Geburtenhilfe
- *Rasayana*-die Wissenschaft von der Verjüngung
- *Vajikarana*-die Wissenschaft von den Aphrodisiaka

Therapien zum Gesundbleiben werden all denen empfohlen, die sich bester Gesundheit erfreuen und gesund bleiben wollen. Heilende Maßnahmen mittels medizinischer Behandlungen sind für Menschen mit angegriffener Gesundheit gedacht, um sie wieder völlig gesunden zu lassen. Zu Gesundheit gehören vor allem auch seelische Ausgewogenheit und Spiritualität, die für ein körperliches Wohlergehen wichtig sind, da der Geist einen großen Einfluss auf den Körper ausübt. Spiritualität weißt außerdem den Weg zu rechtschaffenem Handeln. Gesunder Sex und die Verbreitung der richtigen diesbezüglichen Informationen sind demzufolge von immenser Bedeutung, wenn es darum geht, den Grundstein einer gesunden Gesellschaft zu legen. Auch wenn die indischen Schriften bestimmte Verhaltensnormen für den Geschlechtsakt festlegen, steht in ihrem Mittelpunkt stets der Mensch als Mitglied der Gesellschaft, deren kleinstes Glied die Familie ist.

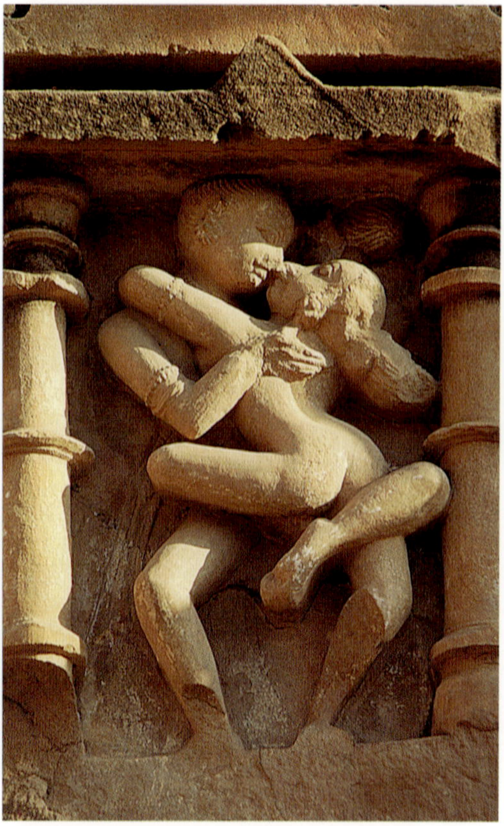

Von den indischen Schriften werden für den Geschlechtsverkehr bestimmte Verhaltensnormen festgelegt.

Die Vorstellungen des Westens vom Sex entsprechen nicht den Ansichten, die von den indischen Schriften vertreten werden. Mit sich ständig ändernden gesellschaftlichen Normen haben auch sexuelle Beziehungen eine Wandlung erfahren, sodass Fortpflanzung schon längst nicht mehr in ihrem Mittelpunkt steht. In Europa und anderen Teilen der westlichen Welt ist es nicht mehr an der Norm, zu heiraten. Die Familie hat ihre Bedeutung als gesellschaftliche Einrichtung verloren, was dazu führte, dass Beziehungen nicht länger dauerhaft sind. Scheidungen, außereheliche Beziehungen und ein Mangel an Verständnis der Partner füreinander sind einige der Ursachen, die zu Frust und gesellschaftlichen Problemen führen.

Dem gegenüber steht die pragamatische und empirische Ansicht der indischen Philosophie, die aus den Schriften von Charaka, Vagabhata, Suhsruta und Vatsayayana spricht, um nur einige zu nennen. Grundsätzlich gehen Sex und Fortpflanzung Hand in Hand; Sex ist nicht nur der angenehme Zeitvertreib zweier menschlicher Wesen nach einer flüchtigen Bekanntschaft. Sex ist ein dynamischer Prozess, der Mann und Frau in einer intimen und dauerhaften Beziehung miteinander vereint. Er verbindet zwei Körper, zwei Seelen und zwei vernunftbegabte Wesen miteinander. Es handelt sich nicht

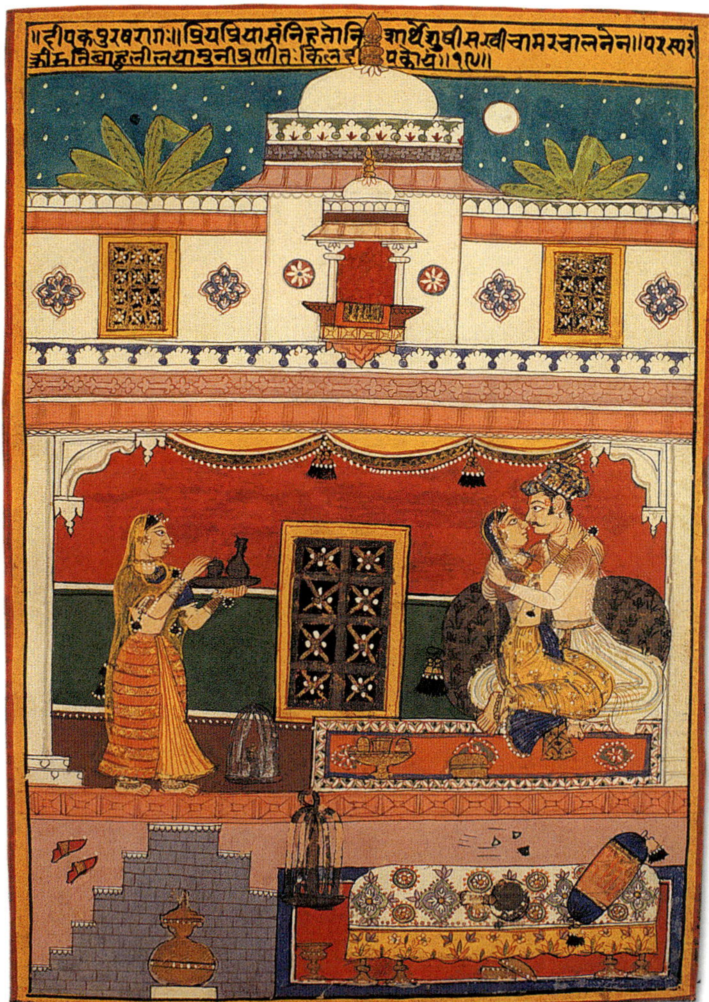

Die Beziehung zwischen einem Mann und einer Frau sollte eine Bindung auf körperlicher, geistiger und intelektueller Ebene sein.

schlechthin um eine physische Beziehung, in der Probleme mittels Quick-Fix-Lösungen wie Drogen, Implantationen und anderen Dingen aus dem Wege geräumt werden können. Der westlichen Medizin sind Grenzen gesetzt, die aber nur dann erkannt werden können, wenn man sie im Zusammenhang mit dem betrachtet, was bereits vor hunderten von Jahren in den Schriften des Alten Indiens nachgewiesen wurde. Es gibt kaum einen Aspekt der Sexualität, der nicht von den Weisen des Alten Indiens untersucht wurde. Diese Untersuchungen waren vielfältiger Art und beschäftigten sich mit Bereichen wie Psychomatik, Diätlehre, exzessivem sexuellem Genuss, Geschlechtskrankheiten, Verletzungen, dem Zölibat, Erbkrankheiten, dem Alterungsprozess, um nur einige zu nennen. Sogar die Samenflüssigkeit wurde kategorisiert, um Abnormalitäten und Beschwerden zu identifizieren. Gleichermaßen befasste man sich mit Impotenz, einer der am häufigsten auftretenden sexuellen Störungen.

Die indischen Schriften legen klare sexuelle Normen fest, wie das Alter der Partner, ihren Charakter, Zeitpunkt, Ort, Häufigkeit, Jahreszeit und andere.

Medizinisches Eingreifen in Gestalt von *Rasayana*- und *Vajikarana*-Therapien soll helfen, sexuelle Erfüllung zu finden. *Rasayana* ist eine Verjüngungs- und Ernährungstherapie, zu der das Einhalten einer strengen Diät und selbst auferlegte sexuelle Disziplin gehören. Körper und Geist werden im Rahmen dieser strengen Therapie gereinigt, um das Individuum auf die *Vajikarana*- bzw. aphrodisische Therapie vorzubereiten, die sich anschließt.

Die große Aufmerksamkeit, mit der auch das kleinste Detail dieser Therapien behandelt wird, zeigt, wie ernst die Menschen des Alten Indiens ihr Geschlechtsleben als Bestandteil des Lebens überhaupt nahmen. Trotz der Verwendung von Aphrodisiaka und anderer Hilfen muss der Liebesakt nicht immer befriedigend sein. Sexuelle Erfüllung bleibt manchmal aus. Die Gründe dafür müssen untersucht werden.

1999 veröffentlichte die Zeitschrift „Das Beste" mehrere Geschichten von Ehepaaren und Eheberatern, die Antworten auf wichtige Fragen gaben, wie: „Was versprechen sich Männer und Frauen von der Ehe? Wie kann man wieder Spaß in der Ehe haben? Wie kann man Eheprobleme lösen?" Die Titel einiger dieser Geschichten sind viel sagend: „Wie kann ich die Sexsignale meines Partners erkennen?" „Fünf Geheimnisse, von denen sich die Frauen wünschen, dass ihre Männer sie kennen würden." „Warum haben wir nicht mehr Spaß im Bett?" „Wie kann ich eine erotische Ehe führen?" und ähnliche.

Antworten auf diese und viele andere Fragen sind in den Texten des Alten Indiens zu finden. Es lohnt sich zu versuchen, diese von ihren Grundsätzen her zu verstehen und ihre Bedeutung für die heutige Zeit und ihre Probleme zu erkennen.

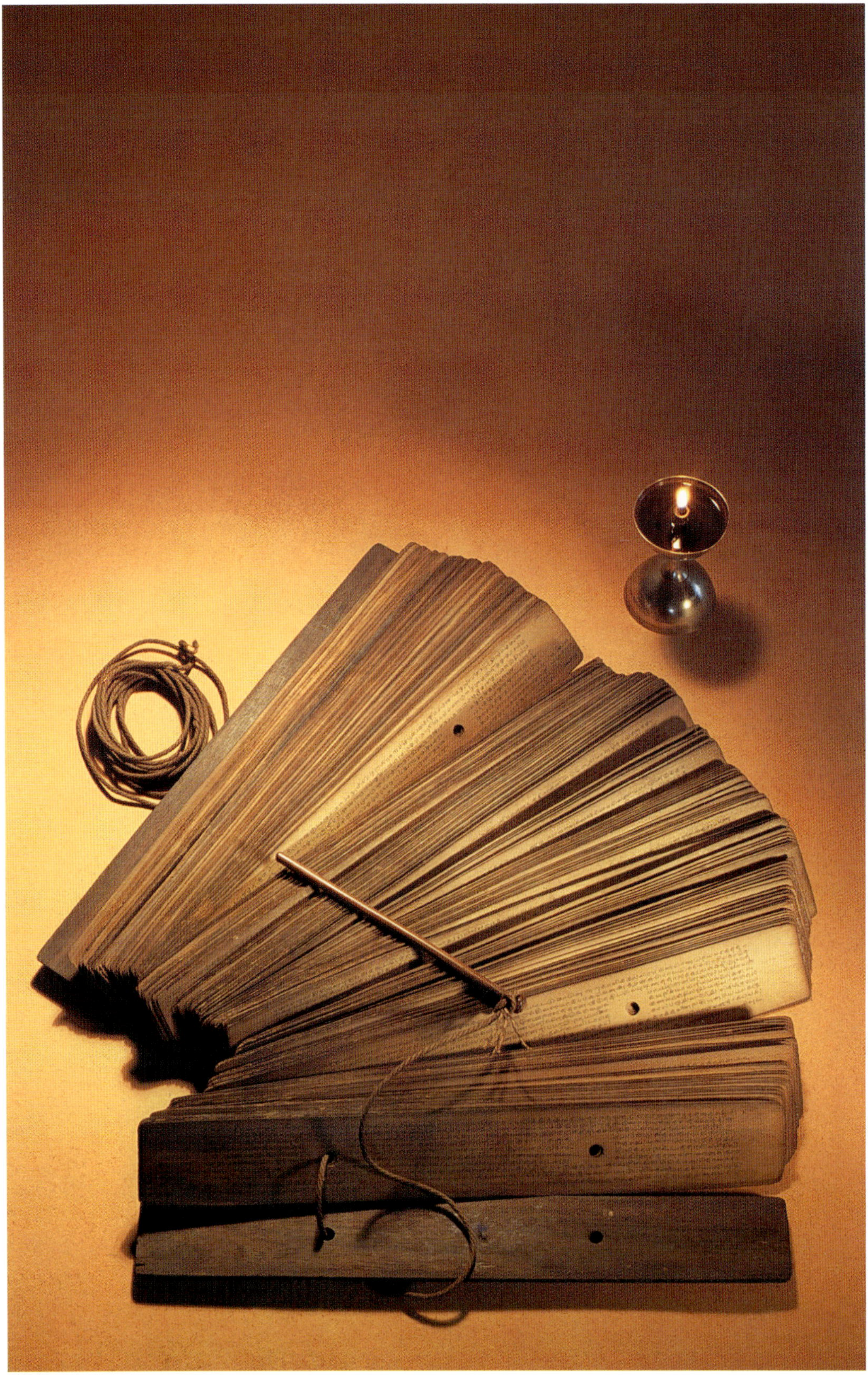

Die indische Ansicht vom Sex

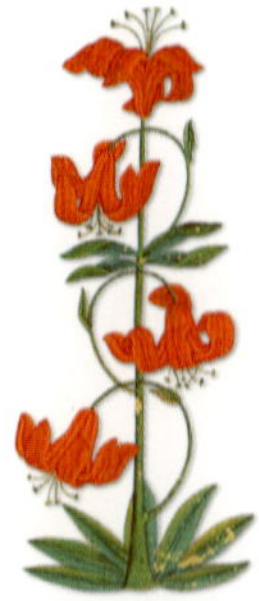

Das indische Denken, so, wie es in den alten Schriften der *Shastras, Srutis, Smritis, Sutras und Puranas* festgehalten wurde, ist ein einheitliches Ganzes, das sich auf einen Grundgedanken stützt, der ihm seinen einmaligen holistischen Charakter verleiht. Bücher, die als heilig gelten oder als anerkannte Autorität, insbesondere Rechtsbücher wie das *Dharma Shastra,* der Gesetzeskodex, werden als *Shastra* bezeichnet. Zu ihnen gehören das *Shilpa Shastra,*das Handbuch über die Ingenieurswissenschaften, zu denen Baukunst und Bildhauerei gehören, das *Artha Shastra* des berühmten Autoren Kautilya, das sich mit Wirtschaft und Politik befasst, das *Natya Shastra,* eine Abhandlung über die Theater- und Tanzkunst und das *Kama Sutra,* die Abhandlung über die Liebeskunst. Die *Smritis* (die Abberufung alter Weisheiten) sind Überlieferungen im Gegensatz zu den *Srutis,* die auf direkte Offenbarungen zurückzuführen sind. *Sutras* sind Vorschriften oder Aphorismen; Verse, die auf kurze sachliche Art Vorschriften über die Vollziehung von Ritualen enthalten. Die bekanntesten Beispiele solcher *Sutras* ist das *Yoga Sutra* des Weisen Patanjali und das noch bekanntere *Kama Sutra,* die Abhandlung von der Liebeskunst des Sehers Vatsyayana. Die *Sutras* stammen aus dem sechsten Jahrhundert vor Chr.

Die *Puranas* enthalten Legenden von Göttern und Göttinnen, die die Erschaffung der Welt, ihre Zerstörung und ihre Wiedererschaffung zum Thema haben wie auch die Genealogie von Göttern und Patriarchen. Sie erzählen von der Herrschaft der *Manus,* der mythologischen Urväter der Menschheit, und von der Vergangenheit der Sonnen- und Mondgeschlechter der indischen Herrscherhäuser. Das schönste Beispiel dieses Genres ist das *Vishnupurana.* Die Epen *Ramayana* und *Mahabharata* fallen in die Gruppe der *Itihasa-* bzw. Heldengedichte.

Die Shastras, Srutis, Smritis und Puranas sind Schriften, die das indische Wesen und die indischen Legenden verkörpern.

In seiner Gesamtheit betrachtet befasst sich der gesamte Körper indischen Gedankengutes mit dem Individuum als Mitglied der Gesellschaft und allen Aspekten seiner Umwelt. Diese Legenden und Geschichten sollen die Grundsätze eines guten Lebens veranschaulichen, die erstrebenswert sind, wie auch die Fallen, die vermieden werden sollen.

Richtlinien für ein rechtschaffenes Leben: Purusharthas

Die Prinzipien, an die man sich im Leben halten soll, um nicht vom Pfad der Rechtschaffenheit abzuweichen und die uns als Richtschnur dienen, werden als *Purushartas* bezeichnet: rechtschaffenes Verhalten (*Dhārma*), der Erwerb von materiellen Gütern (*Artha)*, Liebe und Begehren (*Kama)* und letztlich Erlösung *(Moksa)*. Rechtschaffenheit weist dem Individuum seine Rolle innerhalb seiner Umwelt zu. Mit Umwelt ist hier die gesamte Welt des Individuums gemeint, die belebte wie unbelebte, und der Platz des Individuums innerhalb der Familie und Gesellschaft. Rechtschaffenes Verhalten liefert einem Vater die Richtlinien, an die er sich im Umgang mit seiner Familie, Frau und Kindern hält; die einem König zeigen, wie er sich seinen Untertanen gegenüber zu verhalten hat und wie er ihr Wohl über sein eigenes und das seiner Familie stellen muss. Es hilft einem Arzt, sich um das Wohlergehen seiner Patienten zu kümmern und ihre Krankheiten zu heilen. Rechtschaffenheit sagt einem Patienten, dass er für eine empfangene Behandlung zahlen soll. Es besagt aber auch, dass ein Arzt angesichts materieller Gewinne sein rechtschaffenes Verhalten niemals vergessen darf.

Es liegt in der Natur des Menschen, dass es die materiellen Vorteile und Verlockungen sind, die ein Individuum motivieren, wenn es darum geht, seine Wünsche zu erfüllen, denen aber nie der Vorrang über rechtschaffenes Verhalten eingeräumt werden darf.

Das endgültige Ziel eines Menschen kann als Erlösung bzw. *Moksha* bezeichnet werden. Auf seiner Reise hin zu diesem Ziel wird das Individuum von der Geburt bis zum Tod von einer Reihe von Ritualen, die wir als Riten des Erwachsenwerdens *(Samskaras)* bezeichnen, begleitet, die den Übergang von einem Lebensstadium zum anderen so reibungslos wie möglich gestalten sollen.

Dieser Zyklus von Ereignissen, von der Geburt bis zum Tod, beginnt mit der Geburt des Kindes und dem Säubern des Neugeborenen, *Jatakarma* genannt. Hals und Gaumen werden von schleimigen Substanzen befreit, wie auch der Körper. Am zehnten Tag nach der Entbindung erhalten Mutter und Kind eine Massage mit warmem Öl und ein Bad mit warmem Wasser. Die Namensgebung-Zeremonie bzw. *Namakarana* findet statt, wenn die Eltern dem Kind einen Namen geben. Die Elternschaft wird in Anwesenheit des Priesters, der Familie und Freunde bekannt gegeben. Es ist eine Zeit des Frohsinns, insbesondere dann, wenn das Neugeborene ein Knabe ist. Nach indischer Vorstellung ist die Familie eine Institution, die sich über Generationen hin entfaltet und durch die Geburt eines männlichen Erben erhalten und weitergeführt wird. Sechs Monate nach der Geburt, bevor die ersten Milchzähne erscheinen, erhält das Kind seine erste feste Nahrung in Gestalt von gekochtem Reis, was wiederum mit Zeremonien und einem Fest im Kreise von Familie und Freunden gefeiert wird. Diese Zeremonie nennt

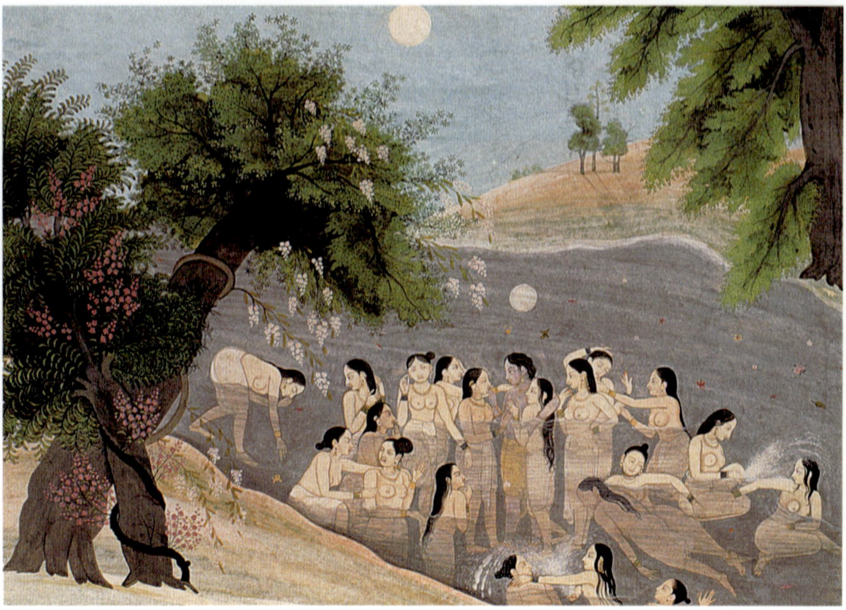

Das Erreichen der Geschlechtsreife ist ein wichtiger Augenblick im Leben eines Mädchens, das aus diesem Anlass ein rituales Bad erhält und mit Blumen und Juwelen geschmückt wird.

sich *Annaprashana*-Zeremonie. Zur Vollendung des ersten Lebensjahres wird freudig der erste Geburtstag bzw. *Abdapurthi* gefeiert. Der nächste wichtige Anlass zwischen dem ersten Lebensjahr und der Faden-Zeremonie bzw. *Upanayam*, die gewöhnlich im siebenten, neunten oder elften Jahr stattfindet, ist die Tonsur bzw. *Coula*, mit der ein Knabe auf das Lebensstadium des Zölibats (*Brahmacharya*) vorbereitet wird.

Für ein Mädchen ist die Pubertät ein solcher Wendepunkt. Heute noch wird dieses Ereignis von einigen Gemeinschaften Südindiens unter großem

Aufwand gefeiert. Freunde und Verwandte überhäufen das junge Mädchen mit Geschenken. Am vierten Tag nach Beginn des Menstruationszyklus gibt man ihm ein rituelles Bad und neue Kleidung. Es wird mit Blumen und Juwelen geschmückt und es findet ein Festmahl statt. Der Astrologe untersucht Zeitpunkt, Tag und Stand der Planeten, zu dem der Menstruationszyklus begann, und es herrscht große Freude, wenn alles als glückverheißend befunden wird. In der Tat bestimmen die Berechnungen des Astrologen die Zukunft des Mädchens als Frau und Mutter.

Der Ritus der heiligen Fadenzeremonie bzw. *Upanayana* bereitet einen Knaben auf ein Leben der Enthaltsamkeit als Schüler und Student vor. Mit dieser Zeremonie wird der Beginn des Erwachsenwerdens mit den dazugehörigen körperlichen und geistigen Veränderungen akzeptiert und es werden Verhaltensnormen festgelegt, damit dieser Zeitraum, der dem Aneignen von Wissen vorbehalten ist, genutzt wird. Damit soll betont werden, dass der Körper einen Reifeprozess durchmacht, seine Gewebe noch nicht gefestigt sind und der Geist noch heranreifen muss. Aus diesem Grund auch wird Geschlechtsverkehr vor dem fünfundzwanzigsten Lebensjahr verboten.

Die vier Stadien im Leben eines Menschen

Ein Leben der Enthaltsamkeit bzw. als *Brahmacharya* ist der erste Abschnitt bzw. *Ashrama* im Leben eines Individuums. Nachdem die Kindheit vorüber, man aber noch nicht erwachsen ist und auch die Ehe noch der Zukunft angehört, befindet man sich im Stadium des *Brahmacharyas*, einer Übergangsphase. *Gurukulas* waren Einrichtungen, in denen die Schüler mit ihrem Guru und unter dessen Aufsicht in einer Umgebung lebten, die förderlich war, sich Wissen anzueignen und wo es keine Ablenkungen gab. In einer Geschichte heißt es, dass sich ein junger Student einer solchen *Gurukula* dermaßen ernsthaft mit seinem Studium befasste, dass er nicht einmal merkte, dass man ihm anstelle von Ghee (geklärter Butter) täglich Rhizinusöl auf seinen Reis gab. Als ihm das endlich viele Monate später auffiel, fragte er die Frau des Gurus über diesen Ersatz. In dem Augenblick beschloss der Guru, dass für den jungen Mann seine Zeit als Student beendet war.

Der nächste Lebensabschnitt bzw. *Ashrama* ist der des Haushälters, *Grihasthashrama* genannt. Nachdem sich Körper und Geist entwickelt haben,

Das Leben eines Haushälters bzw. Grihasthashrama stellt das zweite Stadium im Leben eines Mannes dar, das beginnt, wenn er bereit ist, die Verantwortung als Ehemann und Familienvater zu übernehmen.

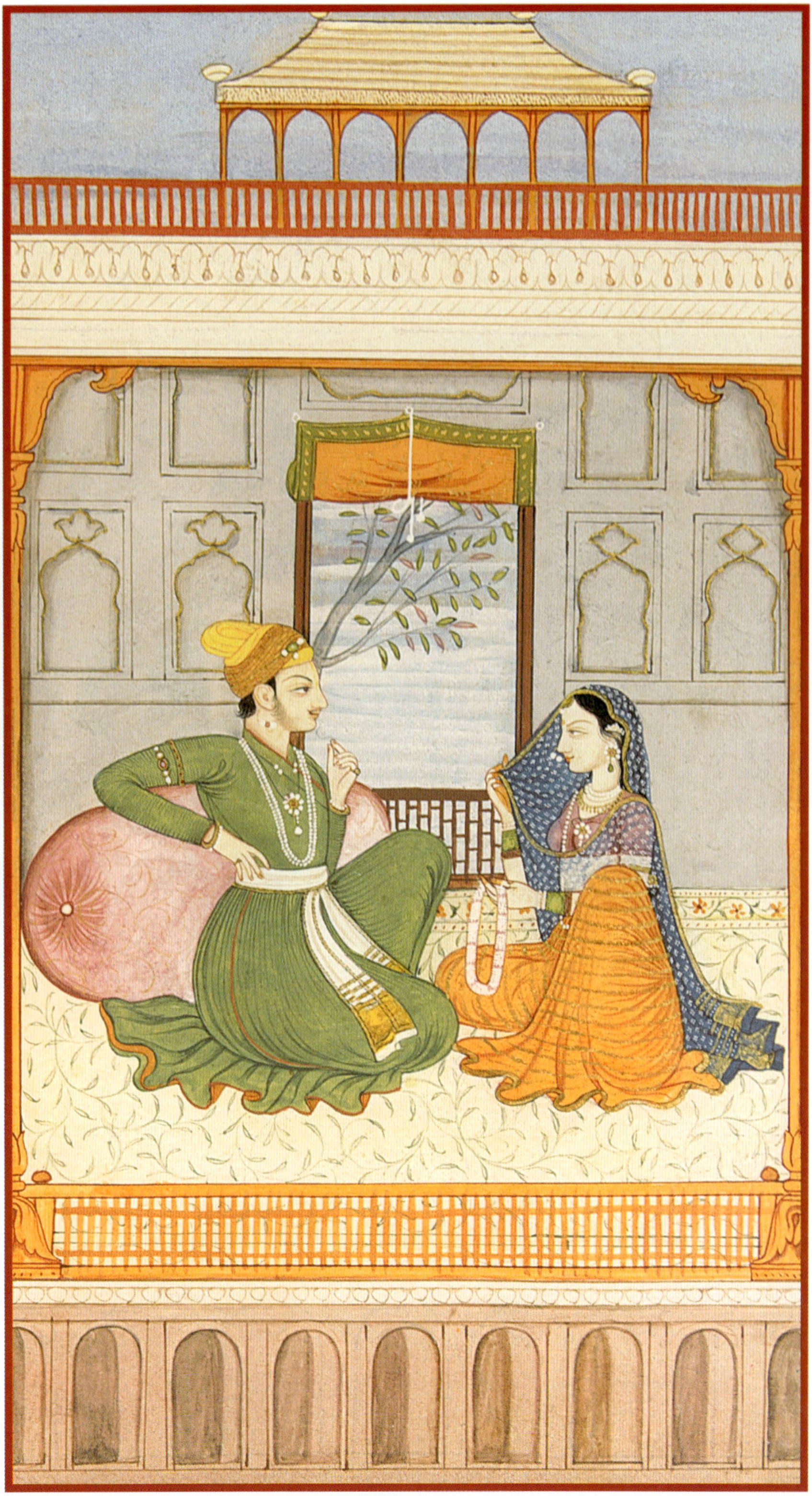

ist das Individuum bereit, die Verantwortungen der Ehe auf sich zu nehmen. Sex und Fortpflanzung spielen in diesem Abschnitt eine zentrale Rolle. Auch wenn das indische Denken die Tugenden der Enthaltsamkeit und Frömmigkeit rühmt, räumt es diesem Lebensabschnitt eine große Bedeutung ein. Vagabhata beschrieb das folgendermaßen: „Wir billigen *Brahmacharya* – Enthaltsamkeit, die die Grundlage für Rechtschaffenheit, ein langes und erfolgreiches Leben bildet, gut für beide Welten/Leben ist (das jetzige und das zukünftige) und immer rein ist.“ (*Ashtanga Hridaya:*Uttara 40:4) Er meinte aber auch, dass ein Mann ohne Kinder ein Baum ohne Schatten ist, der übel riechende Blüten und keine Früchte trägt.

Das Leben eines Haushälters bzw. *Grihasthi* gilt als das erfüllteste und vollkommenste Stadium im Leben eines Menschen. Dem Sex und Geschlechtsleben wird die gleiche Stellung eingeräumt, wie Essen, Trinken und Schlafen. Dem Menschen verlangt es ganz instinktiv danach, eine Familie zu gründen, seine Sippe und Rasse zu vergrößern. Der Wunsch nach Nachkommenschaft bzw. *Putraisana* wird in den *Upanishaden* als Urinstinkt der Menschheit bezeichnet. Für mehr als 2000 Jahre waren Geschlechtsverkehr und Zeugungsakt in Indien Thema eingehender Untersuchungen. Diskussionen über Sex waren absolut nicht tabu und auch nichts Geheimnisvolles, sondern wurden ohne Unvoreingenommenheit oder Verschämtheit geführt. Tempelskulpturen, wie die von Khajuraho und Konaraka, und die Miniaturmalereien der verschiedensten Schulen waren bei ihrer Darstellung sexueller Handlungen recht explizit.

Es gibt eine interessante Geschichte von einem berühmten Heiligen und dem Gründer der indischen philosophischen Strömung des *Advaita* bzw. Nicht-Dualismus, Adi Sankaracharya, die man sich seit vielen hundert Jahren immer wieder erzählt. Adi Sankaracharya, der als *Bala Brahmacharya* im Zölibat lebte, starb bereits im Alter von 32 Jahren. Dieser berühmte Heilige und Lehrer suchte oft Autoritäten anderer philosophischer Strömungen auf, um mit ihnen gelehrte Diskurse zu führen. So wurde er eines Tages auch an Visvarupa verwiesen, einen Anhänger des Kumarila Batta, eines berühmten Lehrers, der einer der wichtigsten Vertreter der *Purva Mimasa*-Philosophie war. (Diese Philosophie befasst sich mit dem rituellen Teil der heiligen Schriften und den Möglichkeiten, Brahman (Erlösung) über sie zu erlangen, im Gegensatz zur *Advaita*-Philosophie, die besagt, dass die Realität als empirisch und transzendental verstanden werden muss.)

Nun aber weiter mit der Geschichte. Visvarupa wird gelegentlich auch als der berühmte Weise Mandana Misra bezeichnet, der eine sehr gelehrte Frau hatte.

Die beiden berühmten Philosophen begannen eine Debatte, die sich über mehrere Wochen hinzog. Noch ungewöhnlicher war die Tatsache, dass keine andere als Bharati, die Frau des heiligen Visvarupa, Schiedsrichterin spielte, die als eine Inkarnation der Göttin Saraswati galt, weil sie die *Veden* und *Upanishaden* so hervorragend beherrschte.

Auf dem Spiel stand eine ganze Lebensauffassung. Der Verlierer musste seine Berufung aufgeben und Schüler des anderen werden. Wenn Sankara siegte, würde Visvarupa der Welt entsagen, seine Frau, seinen Wohlstand und andere Besitztümer aufgeben, um ein Leben im Zölibat als Bettelmönch bzw. *Sanyasi* zu führen. Andererseits bedeutete ein Sieg für Visvarupa, dass sich Adi Sankara einverstanden erklären würde, zu heiraten und ein *Grihasta,* Haushälter, zu werden. Visvarupa musste schließlich angesichts Sankaras durchschlagender Argumente seine Niederlage eingestehen. Bharati war eine gerechte Schiedsrichterin, die aber, bevor sie ihr Urteil abgab, dem Gegner ihres Mannes noch eine letzte Herausforderung stellte und ihm eine Frage über das *Kama Sutra* (die Wissenschaft von der Liebeskunst) aufgab. Sankara, der der Welt bereits in jungen Jahren entsagt hatte, hatte weder in der Liebe noch im Sex Erfahrungen sammeln können. Deshalb bat er sich etwas Zeit aus, bevor er diese Herausforderung annahm. Innerhalb des festgesetzten Zeitraumes und mithilfe seiner yogischen Kräfte schlüpfte er in den Körper eines sterbenden Königs und sammelte Erfahrungen in der Liebeskunst mit der Königin. Nach seiner Rückkehr zu Visvarupas Haus war er in der Lage, alle Fragen von Bharati zu ihrer Zufriedenheit zu beantworten und schließlich die Debatte zu gewinnen. Wie vereinbart wurde Visvarupa in den Stand eines *Sanyasi* erhoben. Er nannte sich fortan Suresvara und wurde zu einem von Sankara gefeiertsten Anhängern. Was damit betont werden soll, ist die große Bedeutung, die den Erfahrungen eines Haushälters und seinen Kenntnissen vom Begehren *(Kama)* beigemessen wird. Hier muß noch darauf hingewiesen werden, dass Suresvara als *Sanyasi* aufgenommen wurde, nachdem er zuvor Haushälter und Ehemann der gelehrten Bharati gewesen war.

Was die anderen Bereiche angeht, so sind die Parameter für ein recht-

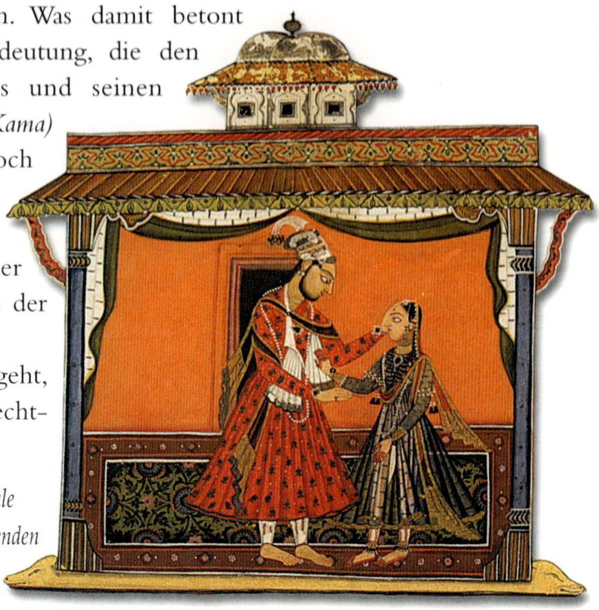

Für ein verheiratetes Paar werden Rituale vorgeschrieben, die aus einem im Zölibat lebenden jungen Mann einen Haushälter machen.

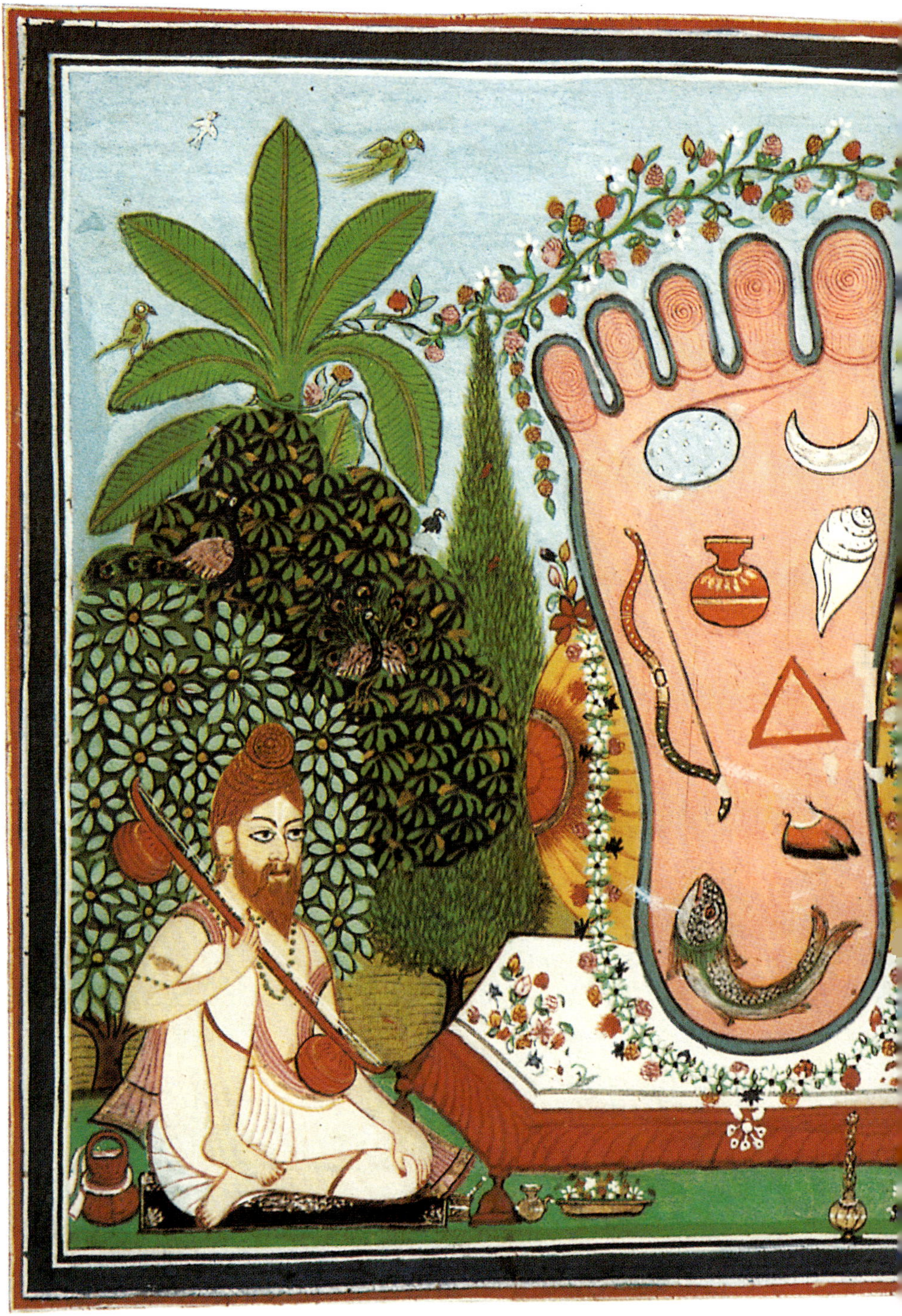

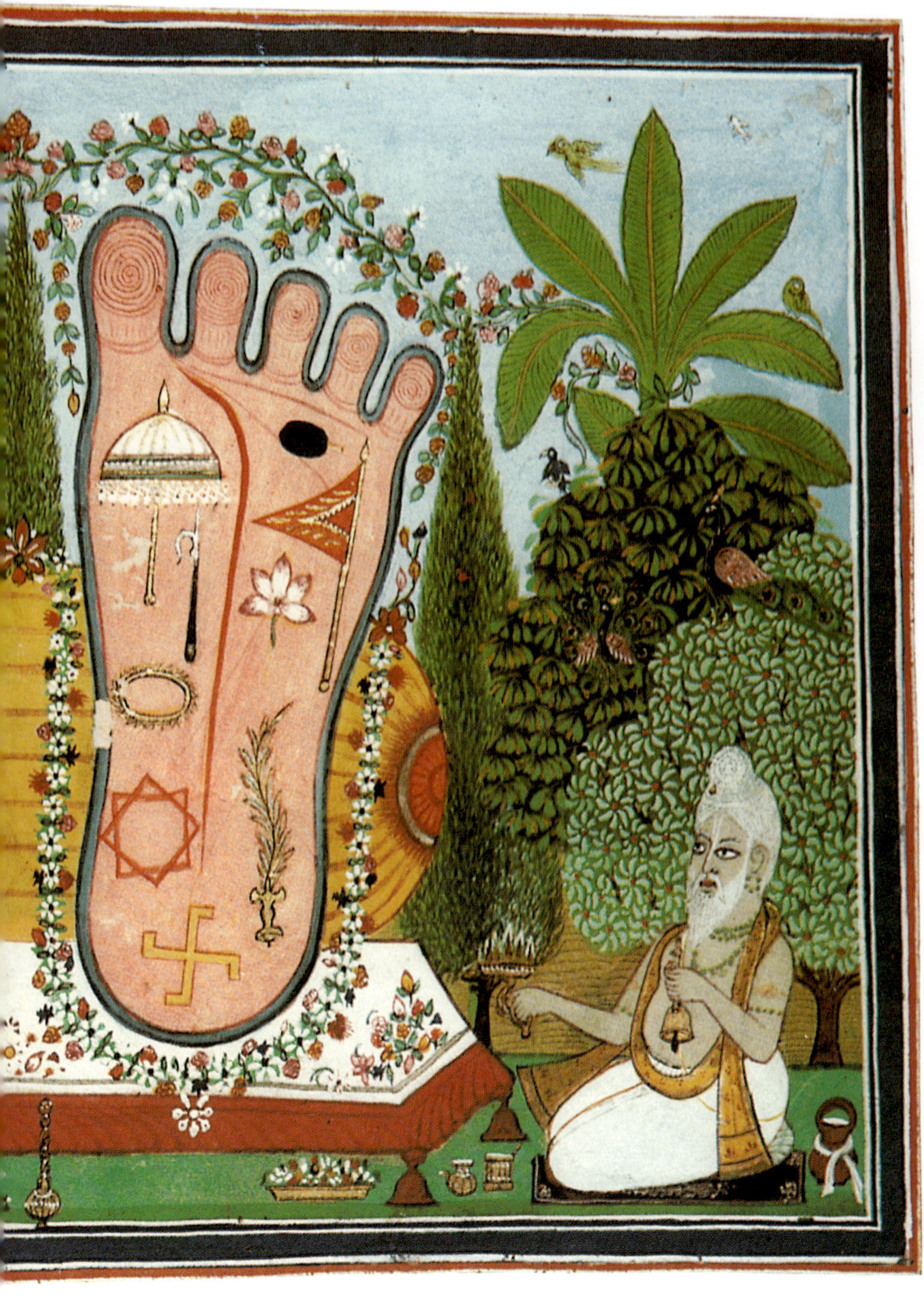

Schriften wie das Charaka Samhita vertreten die Meinung, dass eine Verjüngungstherapie (Rasayana) vor einer Behandlung mit Aphrodisiaka stattfinden muss. (Vajikarana)

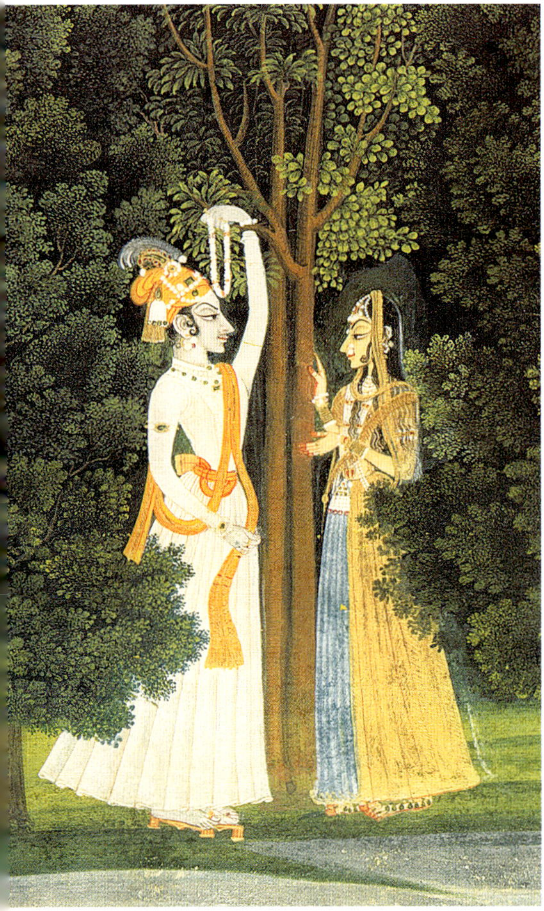

Die erste gemeinsam verbrachte Nacht der Jungvermählten wird nach altem Brauch mit Gesang und Tanz gefeiert.

schaffenes Leben in der ganzen Welt die gleichen und müssen nur angewendet werden, um ihre Vorzüge und ihren Nutzen zu verstehen. Indem die indische Gedankenwelt Sex und der Beziehung zwischen Mann und Frau einen festen Platz in den Lebensstadien bzw. *Ashramas* einräumt, die von den Prinzipien der *Purusharthas* gelenkt werden, erkennt man die Bedeutung dieser Beziehung und ihren Platz im Lebensablauf eines Individuums an.

Die Eheschließung und die mit ihr verbundenen Rituale werden als *Samskaras* bezeichnet, die aus einem im Zölibat Lebenden einen Haushälter machen. Die erste von den Jungvermählten gemeinsam verbrachte Nacht wird nach altem Brauch mit Gesang und Tanz und freundlich gemeinten beidseitigen Ratschlägen gefeiert. Das Brautgemach wird mit Blumen geschmückt und ist erfüllt von Blüten- und Weihrauchduft. Süßigkeiten, ganz speziell für diesen Anlass zubereitet, werden zusammen mit einem Glas warmer Milch neben das Bett gestellt. Milch soll laut Ayurveda ein ausgezeichnetes Stärkungsmittel sein und vor und nach dem Liebesakt getrunken werden. Milch spielt eine wichtige Rolle in der aphrodisischen bzw. *Vajikarana*-Therapie.

Pumsavana Karma ist eine Zeremonie für Schwangere. Sie wird im zweiten Monat für das Wohlbefinden der Mutter und des Fötus vollzogen. Wenn diese Riten richtig ausgeführt werden, können sie sogar helfen, das Geschlecht des Ungeborenen zu bestimmen. Diese Riten werden heute noch von bestimmten Gemeinschaften im sechsten oder achten Schwangerschaftsmonat vollzogen. Mann und Frau beten zu Göttern und Göttinnen und bitten sie um ihren

Segen für die Schwangere und das Ungeborene. Der Saft ganz bestimmter Kräuter wird der Schwangeren von ihrem Mann in die Nase geträufelt.

Beim Geschlechtsakt handelt es sich nicht einzig und allein um einen Zeugungsakt. Während des Geschlechtsverkehrs werden die emotionellen Bande zwischen den beiden Partnern gestärkt. In diesem Zusammenhang auch befassen sich Texte wie das *Charaka Samhita, Ashtangahrdaya* und *Sushruta Samhita* mit der Anwendung von Aphrodisiaka. Zu diesem Zweck auch werden kräftigende Behandlungen *(Rasayana)* und aphrodisische Therapien *(Vajikarana)* empfohlen.

Charaka betont, dass der *Vajikarana*-Therapie bzw. einer Behandlung mit Aphrodisiaka unbedingt eine *Rasayana*-Behandlung vorausgehen muss. Bei *Rasayana* handelt es sich um eine Kräftigungstherapie, die dem *Vajikarana* vorausgehen muss. Mit der Letzteren können nur gesunde Menschen behandelt weden. *Rasayana* ist die Wissenschaft von der Ernährung, die sich in drei Gruppen unterteilt: *Ajasrika, Kamya* und *Naimittika. Ajasrika Rasayana* z.B. verlangt das Einnehmen von Milch, geklärter Butter (*Ghee)* und anderer nahrhafter Speisen, um dem Körper auf direktem Weg soviel Nährstoffe wie möglich zuzuführen. *Rasayana* als Ernährungsprogramm legt bestimmte Einschränkungen hinsichtlich Diät, körperlicher Tätigkeit und anderer Dinge fest. Die *Vajikarana*-Therapie bzw. Behandlung mit Aphrodisiaka soll dagegen Hemmungen lösen und den Sexualtrieb stärken. *Vajikarana* wird nach der *Rasayana*-Behandlung empfohlen, um den Geschlechtstrieb im richtigen Augenblick zu stimulieren, damit eine Empfängnis bewusst und nicht zufällig stattfindet. Beide Therapien, das muss hier noch einmal betont werden, sind nur für gesunde Menschen bestimmt. Ziel von *Rasayana* ist, das Zellgewebe (*Dhatus)* zu stärken, und *Vajikarana* soll helfen, die gestärkten Zellen genau zum richtigen Zeitpunkt freizugeben, um gesunde und normale Nachkommen zu zeugen. *Vajikarana* ist nicht als Mittel zur Steigerung des sexuellen Genusses zu verstehen, denn das entspräche nicht den Grundsätzen des Ayurveda. Eine Person, die beschließt, sich mit *Vajikarana* behandeln zu lassen, muss fähig sein, Selbstdisziplin zu üben. Die Anwendung von *Vajikarana* durch eine Person mit einem Mangel an Selbstdisziplin schadet der Familie und Gesellschaft. Der Anwender verwandelt sich ein asoziales Element.

Die Schriften des Ayurveda drücken sich auch klar über das zulässige Alter von Personen aus, die Sex miteinander haben. Menschen, die jünger als fünfundzwanzig Jahre und älter als siebzig Jahre sind, gelten als körperlich und geistig nicht fit für solcherart Aktivität. Sex in allzu jungen Jahren verursacht im Mann einen Verlust an Kraft und Leidenschaft, weil die männlichen Sexdrüsen zu diesem Zeitpunkt noch nicht völlig entwickelt sind. Geschlechtsverkehr im Alter von über siebzig Jahren ist nicht ratsam, weil der

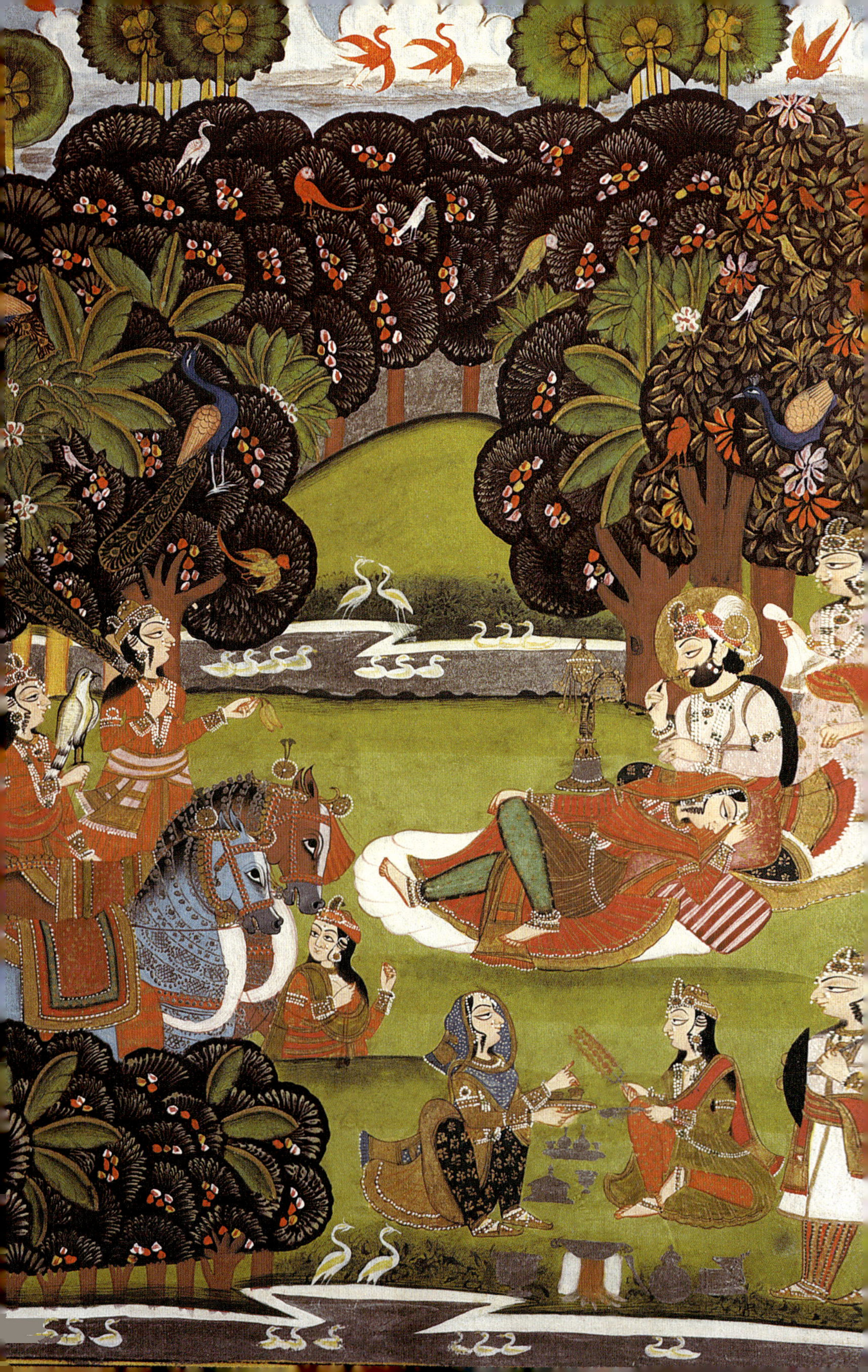

Sexuelles Begehren und Sinnesfreuden werden von den Jahreszeiten, dem Zeitpunkt, dem Ort, der körperlichen Verfassung, dem Alter und anderen auf die Partner bezogenen Faktoren geprägt.

Körper ganz natürlich an Kraft und Vitalität verliert. Laut Sruta sollte zum Zeitpunkt der Eheschließung der Mann älter als fünfundzwanzig und das Mädchen älter als sechzehn Jahre sein.

Die Schriften des Ayurveda haben sich so eingehend mit Sex beschäftigt, dass es kaum einen Gesichtspunkt gibt, der außer Acht gelassen wurde, einschließlich der Ge- und Verbote. Dazu gehören die Jahreszeiten, der passende Zeitpunkt, der Ort, die Verfassung bzw. *Prakriti* der Partner, das Alter, die Psyche, die Schlaf- und Ruhegewohnheiten, die Sex-Pathologie und der Gemütszustand. Überall verstreut in der Ayurveda-Literatur sind auch sexuelle Verhaltensnormen zu finden. Abgesehen vom Alter steht in ihnen, dass Sex mit der Frau eines Feindes, Gurus, Studenten oder mit einer *Sanyasin* (im Zölibat lebenden Nonne) wie auch einer alten Frau verboten ist. Die Partnerin darf nicht nur als ein Gegenstand, mit dem man sich vergnügt, betrachtet werden. Partner dürfen nicht auf unverantwortliche Art und Weise gewechselt werden. Die Liste ist endlos lang....

Nicht alle Männer mit einem kräftigen Körperbau sind fähig, Kinder und Nachkommen zu zeugen. Ein starker, kräftiger Mann kann sehr schwach sein, wenn er mit einer Frau Geschlechtsverkehr hat. Andererseits kann ein schmaler, dünner Mann ein sehr erfülltes Geschlechtsleben haben und viele Kinder zeugen.

Das *Kama Sutra* untersucht die menschliche Psyche und die Emotionen, die das menschliche Verhalten prägen. Es ist eine Abhandlung von der Liebe mit Aphorismen über sexuelles Begehren und sinnliche Wonnen. Ganz im Gegenteil zu der allgemeinen Annahme ist nur ein Kapitel den Techniken der Liebeskunst geweiht. Die anderen befassen sich mit Themen wie der Gestaltung eines Hauses, der Schaffung des richtigen Ambientes für das Liebesspiel, Ratschläge, wie man sich das Herz einer Braut erobern kann, Vorschläge, wie Männer und Frauen miteinander umgehen sollten, wie religiöse Feste zu feiern sind usw. Grundsätzlich ist das *Kama Sutra* einer der ersten Versuche, die Beziehung zwischen Mann und Frau zu definieren. *Vatsayayanas* ausgeprägte Beobachtungsgabe und sein Verständnis für die vielen Nuancen dieses Verhältnisses wie auch seine feste Überzeugung, dass das Liebesspiel Mann wie Frau Erfüllung bringen soll, verleiht seinen Aphorismen einen universalen Charakter, sodass sie auch heute noch relevant sind.

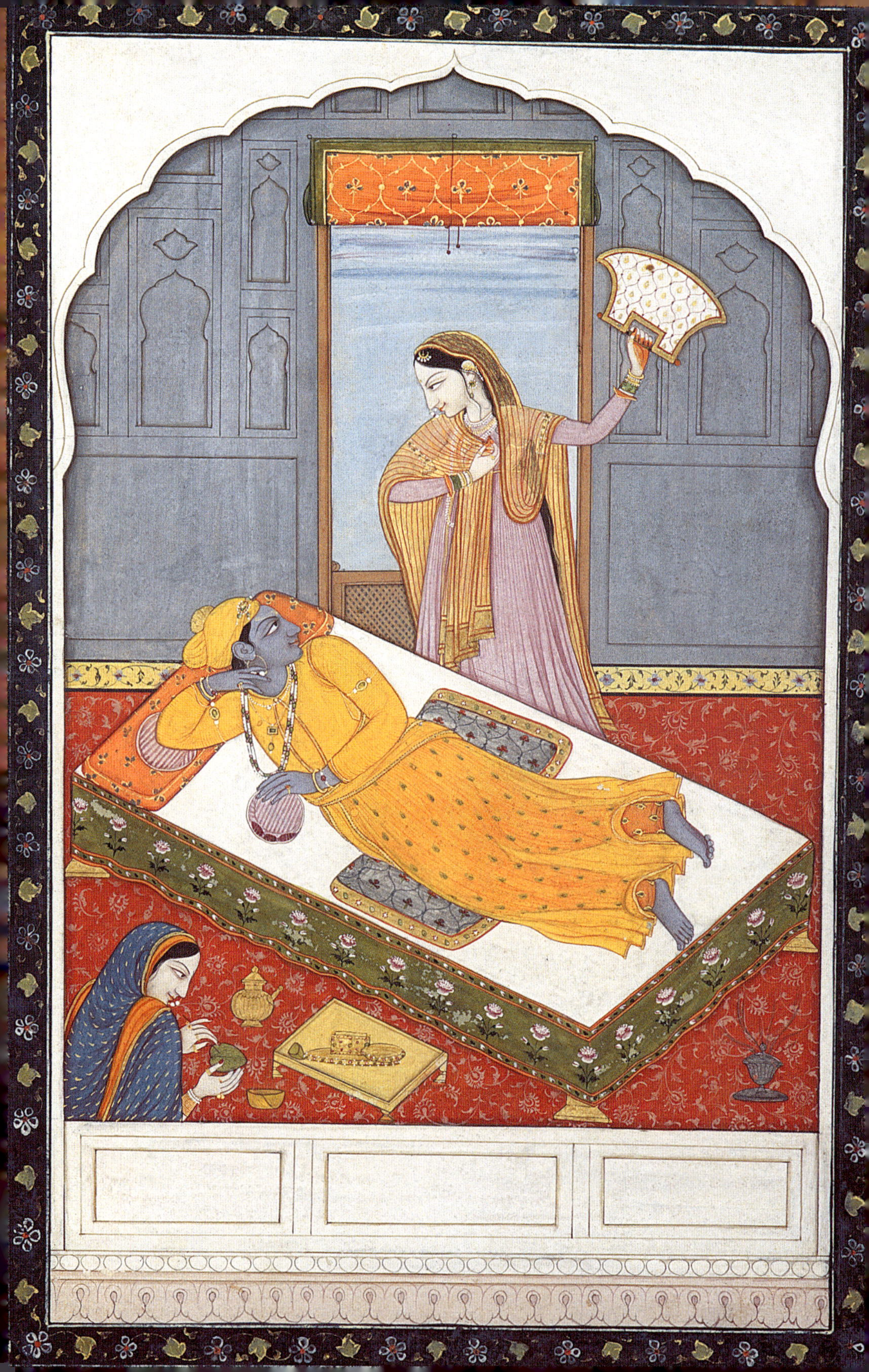

Sterilität und Impotenz

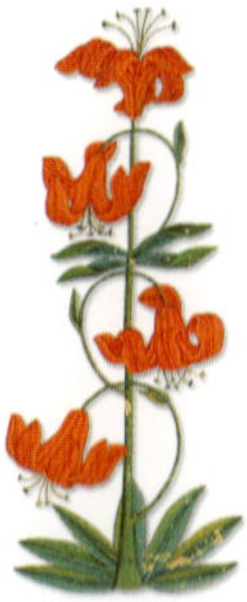

Ein immer wieder auftauchendes Thema der indischen Gedankenwelt sind die Lebensleitfäden, die *Purushruta* und deren universale Relevanz. Immer wieder werden von ihnen die Vorzüge, Kinder zu haben, betont. Ein Individuum gelangt über seine Nachkommenschaft in den Genuss der Vorzüge rechtschaffenen Handelns *(Dharma)*, des Wohlstands, materieller Güter *(Artha)*, der Liebe *(Priti)* und des Ruhmes *(Yasas)*. Ziel des Geschlechtsverkehrs ist außer momentaner Freude die Zeugung von Nachkommen (was aus damaliger Sicht „die Empfängnis von Söhnen" bedeutete). Die Anwendung aphrodisischer Therapien *(Vajikarana)* wird empfohlen, um diesen Zweck zu erfüllen.

> „Das Kind mit seinem unsicheren Gang, seiner unverständlichen Sprache, seinem mit Staub bedeckten Körper und mit Speichel verschmierten Gesicht ist ein Bild, das das Herz erwärmt; welch andere Sache ist ihm von Anblick und Berührung her ebenbürtig? Was gibt es wohl, was den Ruf, die Rechtschaffenheit, das Ansehen, den Wohlstand und die Herkunft einer Familie besser unterstreicht?"

Sterilität und Impotenz sind schwerwiegende Probleme, die die Beziehung zwischen Mann und Frau untergraben und an den Grundfesten eines harmonischen Familienlebens rütteln. Die Behandlung von Impotenz hat sich zu einem medizinischen Spezialbereich entwickelt. Die International Society for Impotence Research veranstaltete im November 1996 in San Francisco in den USA ihren ersten Weltkongress. Zur Behandlung von Impotenz, eines der geläufigsten sexuellen Probleme, hat man inzwischen die gesamte Bandbreite an Behandlungsmöglichkeiten durchexerziert, von der Psychoanalyse über

~

Impotenz ist ein schwerwiegendes gesundheitliches Problem, das nicht ignoriert werden darf.

~

Implantationen bis zur Gentherapie. Psychologen, Sexologen und Andrologen haben einer neuen Generation von Medizinern Platz gemacht, den Gentherapeuten. Der Zahl der Zeitschriften und Bücher nach zu urteilen, die sich mit dem Thema Sex beschäftigen, scheint die Nachfrage nach solcherart Literatur ständig zu steigen. Unter dem Mantel der Anonymität stellen Männer und Frauen einen endlosen Strom von Fragen über den physischen Zustand der Geschlechtsorgane, sprechen über ihre psychologischen Probleme und äußern ihre Bedenken über Unfruchtbarkeit, über die Angst des Versagens, Unfähigkeit, den Geschlechtsakt zu vollziehen, imaginäre und tatsächliche Beschwerden und andere sexbezogene Probleme. Da es sich um einen wichtigen Faktor handelt, der das Wohlbefinden eines Menschen bestimmt, ist es sehr wichtig, dass die Informationen, die verbreitet werden, wahrheitsgetreu sind und Menschen, die sie benötigen, einfachen Zugriff zu ihnen haben. Die moderne Medizin neigt dazu, das Thema Sex hauptsächlich auf physischer Ebene zu behandeln mit zaghaften Vorstößen in den psychologischen Bereich, wo das eine in das andere übergreift. Der modernen Medizin aber sind, verglichen mit dem holistischen Charakter der indischen Medizin, deren Schwerpunkt der Erhalt eines positiven Gesundheitszustandes und Krankheitsvorbeugung ist, gewisse Grenzen gesetzt. Es gibt immer mehr Beweise dafür, dass die moderne Medizin in Fragen sexueller Betätigung nicht immer das letzte Wort hat. Das indische Ayurveda-System ist eine Schatzkammer voller wertvoller Therapien und Medikamente zu diesem Thema. Ein Versuch, seine Komplexität zu verstehen und dieses System den Bedürfnissen der modernen Welt anzupassen, wird sich als extrem lohnenswert erweisen.

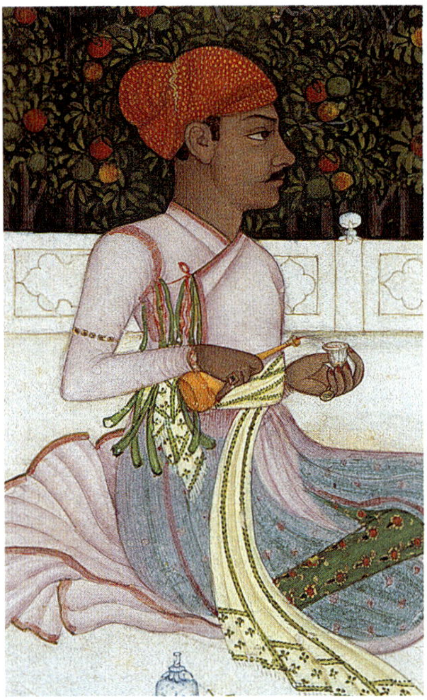

Freuds Theorie, der behauptete, dass die meisten sexuellen Probleme eines Mannes auf tiefgreifende, unterdrückte psychologische Faktoren zurückzuführen sind, wurde von einem Biologen angezweifelt, der sie einem defekten männlichen Geschlechtsorgan zuschrieb.

Für Anhänger der Lehren des Psychiaters Freud war Sexualität etwas, was einzig und allein mit dem Kopf zu tun hatte. Gegen Ende dieses Jahrhunderts behauptete ein Molekularbiologe, dass alles auf ein defektives männliches Geschlechtsorgan zurückzuführen wäre. Die Psychopathie meinte, dass sexuelle Probleme, insbesondere Impotenz, fast in allen Fällen auf tief im Unterbewusstsein verwurzelte, ungelöste Konflikte zurückzuführen wären. Zur Lösung solcher Konflikte bediente man sich des Werkzeugs der Psychoanalyse und glaubte, dass ein normales sexuelles Verhalten das Resultat einer normalen Kindheit wäre. Der Kinsey Bericht unterstützte diese Ansicht nicht. Bei diesem Bericht handelte es sich um eine bahnbrechende Arbeit zum Thema Sex, das auf wissenschaftlicher Grundlage untersucht wurde. In den sechziger Jahren führten Mrs. Virginia Johnson und Dr. William Masters Laboruntersuchungen über menschliches sexuelles Verhalten und sexuelle Unzulänglichkeiten durch. Sie entwarfen eine Reihe von Spezialprogrammen über sexuelles Training. Johnson und Masters bezogen in diese Programme Verhaltensschulungen und psychologische Schulungen ein. Diese Programme waren aber zu langatmig und ohne eigentlichen Geschlechtsverkehr. Es traten auch eine Reihe anderer Schwierigkeiten auf, sodass sich diese Programme nicht in der Praxis anwenden ließen.

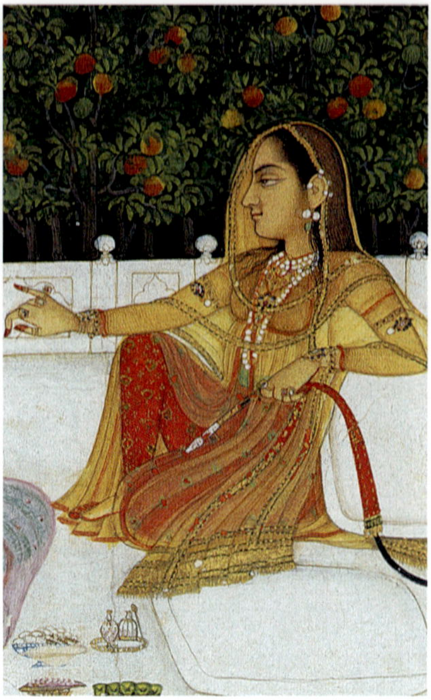

Das sexuelle Begehren erlöscht, wenn man nicht mit einem Partner nach eigener Wahl zusammen ist. In solchen Fällen hört die Befehlszentrale des Gehirns auf, aktiviert zu werden.

Heute gibt es zur Behandlung von sexuellen Problemen drei Möglichkeiten. Auf psychologischer Ebene zur Lösung von psychisch bedingten, sexuellen und Ehekonflikten, mit Hilfe von Verhaltenstherapien, die sich auf Freude spendende Techniken konzentrieren, und körperliche Behandlungen, zu denen die Verwendung nicht-invasiver Vakuumvorrichtungen, invasive und schmerzliche Injizierungen von Mitteln zur Erweiterung der Blutgefäße wie auch chirurgische Eingriffe gehören. Andere Medikamente befinden sich noch im Versuchsstadium. Die für Schlagzeilen sorgende Wunderdroge Viagra (Sildenafil) erwies sich nur in ganz bestimmten Fällen als erfolgreich und kann von Patienten mit Herzbeschwerden nicht genommen werden. Noch wichtiger ist, dass sie nicht sexuelles Begehren weckt. Es gibt auch noch andere Aphrodisiaka wie Cantharide aus getrockneten Käfern, die zwar wirksam sein sollen aber auch ganz besonders gefährlich. Sie sollen Reizungen des Harnweges und der Scheide, wie auch Infektionen, Entzündungen und ein brennendes Gefühl im Mund verursachen. In Bezug auf Aphrodisiaka steckt die moderne Medizin noch in den Kinderschuhen.

Was führt zu sexuellen Unzulänglichkeiten?

Die altindischen Ayurveda-Schriften dagegen enthalten die Ergebnisse unzähliger Untersuchungen über sexuelle Störungen und deren Ursachen, die körperlicher wie auch emotioneller Art sein können. Das *Susruta Samhita* befasst sich eingehend mit dem Problem der Impotenz und teilt die Ursachen sexueller Störungen in sieben Gruppen ein:

❖ *Psychosomatische Gründe:* Das sexuelle Begehren kann aufgrund verbitterter Gefühle, Ärger und ähnlicher Dinge einschlafen. Mit einem Partner zusammen zu sein, der nicht nach eigener Wahl ist, und gegen den eigenen Wunsch zum Geschlechtsverkehr gezwungen zu werden, kann ebenso die Ursache für Impotenz sein. Die Unterdrückung des Sexualtriebs kann eine andere Ursache sein. Der Verstand spielt bei jeder Art von sexueller Handlung eine wichtige Rolle. Das Zentrum unseres Gehirns, das die Befehle ausgibt, muss aktiviert werden. Yoga und andere Übungen können eine nützliche Rolle bei der Verbesserung und Regulierung des Geschlechtslebens spielen.

❖ *Ernährungsgründe:* Übermäßiger Genuss von Speisen, die nach Ansicht des Ayurveda von Natur aus säurehaltig, salzig, stark riechend sind oder Wärme produzieren, können den Wasserhaushalt der Organe, *Saumya Dhatu,* negativ beeinflussen und Impotenz verursachen.

❖ *Exzessiver Sexgenuss:* Männliche Impotenz kann durch übermäßigen Geschlechtsverkehr oder sexuelle Süchtigkeit bei Menschen, die erschöpft sind, altern oder häufig den Partner wechseln, auftreten, wenn sie nicht dementsprechende Aphrodisiaka verwenden.

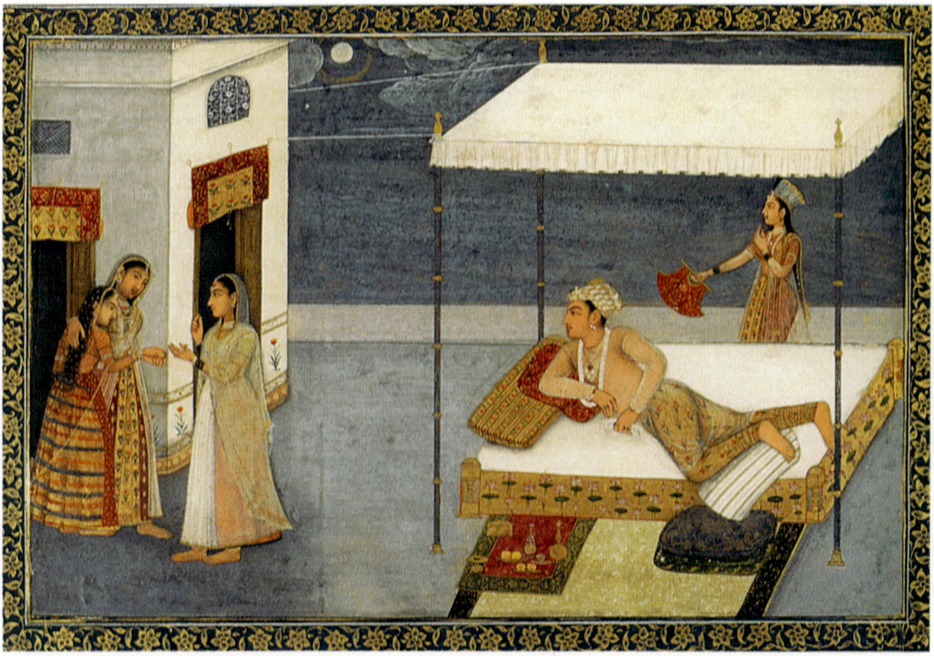

Die Andropause führt bei Männern zu einem Nachlassen des sexuellen Interesses.

❖ *Sexuell übertragene Krankheiten:* Krankheiten wie Syphillis, die die männlichen Fortpflanzungsorgane befallen, und Verletzungen, die den Samenleiter zerstören, vermindern die Stärke des Koitus.

❖ *Zölibat:* Ständige Enthaltsamkeit und Unterdrückung des Geschlechtstriebs bei Menschen, die an ein Leben der Entbehrung glauben, können zu einer nicht rückgängig zu machenden Schädigung der Sperma produzierenden Organe führen.

❖ *Geburtsfehler:* Impotenz kann von Geburstfehlern verursacht werden, wie das Fehlen, Funktionsstörungen oder ein retardiertes Wachstum der inneren Geschlechtsorgane.

❖ *Mittleres und hohes Alter:* Bei Frauen kann die Menopause und bei Männern die Andropause zu einem Nachlassen des sexuellen Interesses führen. Auch Menschen, die älter als siebzig Jahre sind, erleben einen Rückgang des Samenflusses (*Sukra*).

Das *Charaka Samhita* spricht von vier Arten von Impotenz, die sich gewöhnlich auf Störungen bei der Versteifung des männlichen Gliedes beziehen.

❖ Ein Rückgang der Spermienzahl (*Bijopaghata-Janya*): Grund für diese Art von Impotenz kann eine falsche Ernährung sein, die kalt und trocken ist und aus nicht zueinander passenden Speisen besteht; kann auf ernährungsbedingte Mangelerscheinungen, Unterdrückung von Hungergefühlen und körperliche Anstrengungen zurückzuführen sein.

❖ Verformung der Geschlechtsorgane (*Dhvajopaghata):* Ursache für Impotenz kann auch exzessives Masturbieren, perverser Sex, Geschlechtsverkehr mit einer kranken Person, mit einer Frau während ihrer Monatsperiode und Verletzungen durch lokale Applikationen sein, die zu einer Verformung der Geschlechtsorgane führen.

❖ Alter (*Vruddhavastha*): Die Körperzellen altern und dem Körper mangelt es an wichtigen Hormonen. Es können Abnormalitäten in den Funktionen der motorischen Organe auftreten. Eine Unterdrückung des Hungers und übermäßige Anstrengungen können eine allgemeine Schwäche verursachen. All das können Faktoren sein, die bei Menschen von über fünfzig Jahren zu Impotenz führen.

❖ Emotionelle Probleme (*Shukrakshaya-Janya*): Impotenz kann auch das Ergebis von ständig schwächenden körperlichen oder geistigen Umständen sein, wie ständige Sorgen, nervlicher Stress, Trauer oder Trauma, Eifersucht, Ärger oder übermäßige Aufregung. Der Verlust körperlicher Kräfte und funktionelle Impotenz können zu schwerwiegenden Immunschwächen und sogar zum Tod führen.

❖ Es gibt eine fünfte Art von Impotenz, die sich auf genetische Faktoren zurückführen lässt und deshalb irreversibel ist. Sie wird als angeborene Impotenz (*Janmajata Klaibya*) bezeichnet.

Charaka beschreibt außerdem eine Reihe von Abnormalitäten des Spermas, die zu Unfruchtbarkeit führen können. Sie können mit Heilkräutern behandelt werden, die helfen, die Normalkonstitution wiederherzustellen (*Sodana*). Aufbaumittel (*Santarpana*) und eine Reihe von Therapien bzw. *Rasayanas* fördern die Immunität und helfen den Anti-Immunitätsprozess zu kontrollieren. Gynäkologische Erkrankungen (*Yoni*

Rogas) können auch mit aphrodisischen Therapien bzw. *Vajikarana* behandelt werden.

Nur Sperma von ganz bestimmter Farbe, Geschmack, Geruch, Konsistenz und Quantität, der durch die Harnröhre fließt ohne ein brennendes Gefühl zu verursachen, ist zeugungsfähig. Defektiver Sperma verhindert entweder die Empfängnis oder führt zu Geburtsfehlern, falls eine Empfängnis stattgefunden hat. Der Sperma bzw. *Sukra* soll sich aus *Bijas* (wörtlich „Samen") zusammensetzen. Jedes einzelne Sperma wiederum besteht aus *Bijabhagas,* Spermateilchen, die für die Bildung der verschiedenen Organe und Eingeweide verantwortlich sind. Diese Teilchen haben wiederum Unterteilchen bzw. *Avayavas,* die, wenn sie krank sind, zu strukturellen und Funktionsstörungen der betroffenen Organe des Fötus führen können. (Das moderne Konzept von Chromosomen und Genen scheint das Gleiche wie dieses uralte Ayurveda-Konzept von *Bijabhaga* und *Bijabhagavaya* zu sein.)

Jegliche Art von gesundheitlicher Störung oder Krankhaftigkeit hat negative Auswirkungen auf die Sexualität eines Individuums. Sie kann zu Desinteresse und sogar zu einer Abneigung gegen Frauen und den Geschlechtsverkehr führen. Hämatologische und Funktionsstörungen können zu einem Verlust an körperlichen Kräften, Erschlaffung, Trägheit und Desinteresse am Sex führen. Hämorrhoiden und andere Beschwerden können auch Probleme verursachen, während sich Blutzucker und Fettsucht negativ auf die sexuelle Leistungsfähigkeit auswirken. Gleichermaßen können erektile Störungen und vorzeitiger Samenerguss den Geschlechtsakt beeinflussen. Ayurveda-Lehrer (*Acharyas*) bekräftigen die Rolle der Frau und den großen Einfluss, den sie ausübt, vom Zeitpunkt der Erektion bis zum Schluss – der Bildung der Zygote im Uterus. Die meisten Störungen, einschließlich Impotenz, treten beim Mann auf und werden häufig vom Mann auf den Fötus übertragen.

Der Mangel und Verlust an sexuellem Begehren bei Frauen wird als Frigidität bezeichnet. Es kann auch zu Abneigung und sogar Abscheu gegen Sex kommen. Es ist auch möglich, dass Frauen auf sexuelle Stimulierungen nicht ansprechen. Andererseits kann es vorkommen, dass Frauen ein übertriebenes sexuelles Begehren verspüren. Eine trockene Scheide, schmerzhafter Geschlechtsverkehr, Vaginismus wie auch orgasmische Störungen gehören zu den Problemen, unter denen Frauen leiden können.

Aphrodisische Therapien können die meisten dieser Probleme lösen, vorausgesetzt, sie werden richtig angewandt. Grundsätzlich aber ist mit ihnen eine Veränderung der Lebensgewohnheiten verbunden.

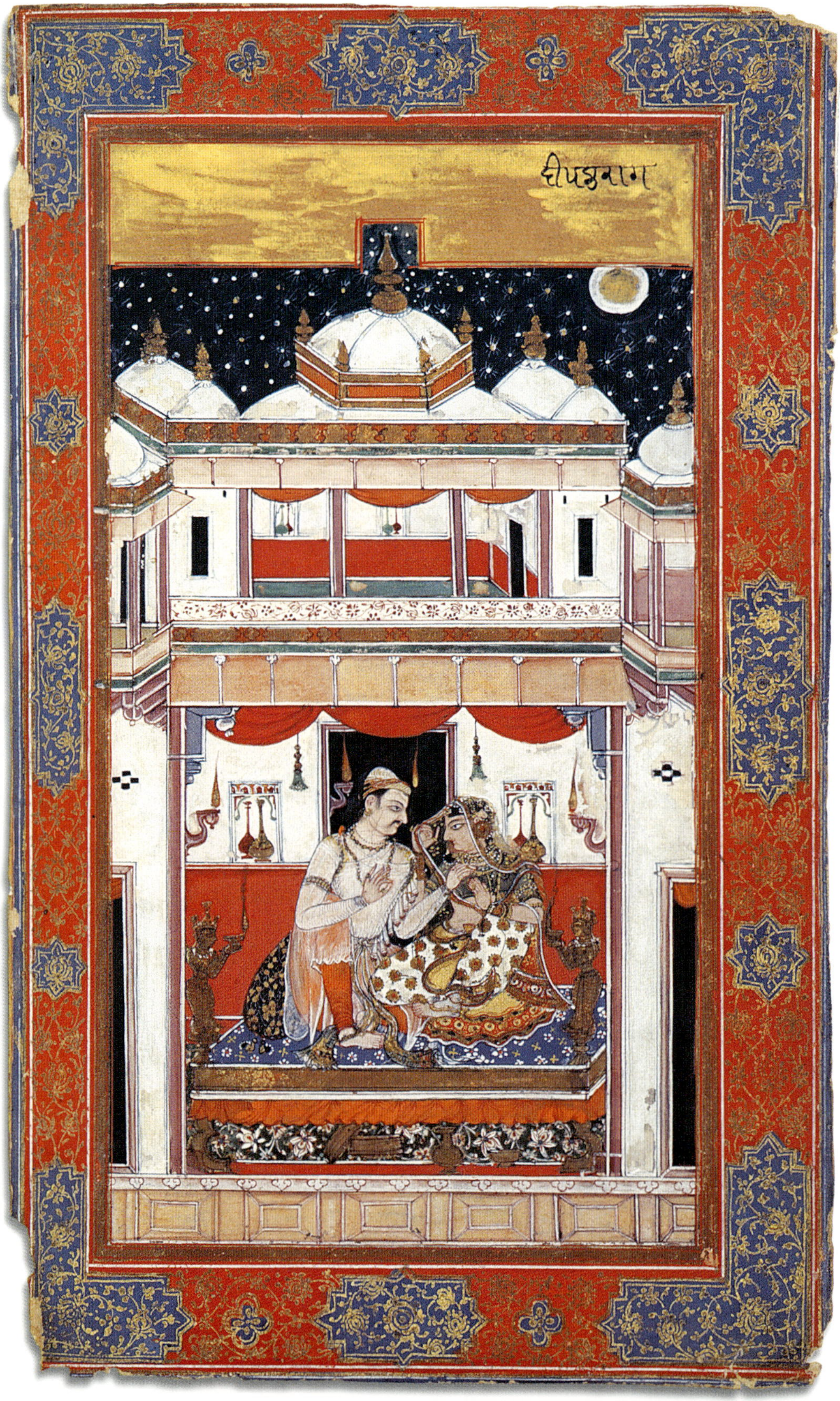
दीपकराग

Die verschiedenen Arten von Aphrodisiaka

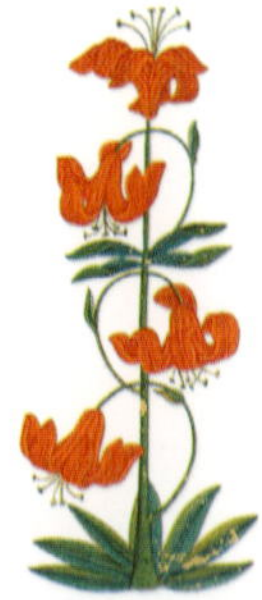

Um die Rolle zu verstehen, die Asphrodisiaka bei diesen Behandlungsmethoden spielen, muss zunächst erläutert werden, welche Aufgabe die Verjüngungstherapie *(Rasayana)* und die aphrodisische Behandlung (*Vajikarana*) im Ayurveda erfüllen. Diese beiden Zweige des Ayurveda haben seit Charaka und Susruta nichts von ihrer Bedeutung verloren, trotz der großen Veränderungen, die sich in unseren Lebensgewohnheiten vollzogen.

Rasayana als Verjüngungstherapie und *Vajikarana* als aphrodisische Therapie sollen beide die Gesundheit des Individuums verbessern, um ein erfülltes Leben zu führen, das gewissen Richtlinien bzw. *Purusharthas* unterliegt, das heißt, richtig zu handeln (*Dharma*), auf rechtschaffene Art materielle Güter zu erwerben (*Artha*) und auf rechtschaffene Art die Freuden des Lebens zu genießen (*Kama*).

Aufgabe des *Rasayana* ist, dafür zu sorgen, dass die Zellgewebe mit guten, wenn möglich besten Eigenschaften ausgerüstet sind, um einer Schädigung vorzubeugen. Mit diesen Methoden können nur erwachsene Menschen behandelt werden. Wie bereits erwähnt, sind unreife Kinder und Jugendliche, die bereits Geschlechtsverkehr haben, leichter für Störungen anfällig. Gleichermaßen kann ein Siebzigjähriger nach dem Geschlechtsverkehr zusammenbrechen. Der Gesundheitszustand eines 70 Jahre alten Mannes wird mit einem trockenen Stück Holz verglichen, das von Insekten befallen ist und bei der leichtesten Berührung zu Staub zerfällt.

Rasayana und *Vajikarana*- Therapien helfen Menschen, die herangereift sind, Selbstdisziplin besitzen, deren Geist frei von bösen Gedanken ist, die frei von Zorn, Hass und anderen negativen Eigenschaften sind und danach streben, bei der Erüllung ihrer Lebenspflichten nicht vom Pfad der Rechtschaffenheit abzuweichen (*Dharma*).

~

Aphrodisische Präparate sollten erst genommen werden, nachdem der Körper von Ballaststoffen befreit wurde und sollten den eigenen Kräften entsprechen. (Astanga hrdaya; Uttara:40:12 a)

~

Rasayana und *Vajikarana* können nur bei gesunden Personen angewandt werden. *Rasayana* geht *Vajikarana* voraus und bereitet das Individuum auf *Vajikarana* vor. Erkrankungen und Beschwerden müssen vor Therapiebeginn auskuriert werden, weil es sich beim *Rasayana* um eine Aufbautherapie handelt. Körper und Geist werden einer gründlichen Reinigung unterzogen, bevor mit dieser Verjüngungstherapie begonnen werden kann. Personen, die bereit sind, sich der strengen Disziplin eines regulierten Lebens zu unterwerfen, müssen sich zuerst einer Rasayana-Therapie unterziehen, die ihnen hilft, ihre Gedanken zu läutern und ihre Körper von Giftstoffen und anderen schädlichen Substanzen zu reinigen und generell zu stärken. Die *Vajikarana*-Behandlung wird diese Menschen in die Lage versetzen, die Wonnen des Geschlechtsaktes bewusst zu erleben und Kinder zu zeugen, die intelligent, klug, gesund und kräftig sind und die körperliche und geistige Gesundheit zukünftiger Generationen garantieren.

Rasayana: Verjüngungstherapie

Charakas Kapitel über die Verjüngungs- bzw. *Rasayana*-Therapie unterteilt sich in vier Abschnitte, von denen sich jeder mit einer auf ganz bestimmten Medikamenten oder einer Kombination von Medikamenten basierenden Behandlung beschäftigt, die eine gesundheitsfördernde Wirkung haben und das Immunsystem stärken. Insgesamt gibt es über 60 solcher Präparate. Ziel von *Rasayana* ist, Immunität gegen Krankheiten und Langlebigkeit zu fördern. Diese Therapie hilft, den Alterungsprozess zu verlangsamen.

Es gibt drei Arten von Verjüngungstherapien. Eine davon, *Ajasrika*, ist eine Spezialdiät mit nahrhaften Speisen über einen längeren Zeitraum hin. Dazu gehört das regelmäßige Trinken von Milch, der Verzehr von geklärter Butter (*Ghee*) und ähnlicher nahrhafter Dinge, um dem Körper auf direktem Weg Nährstoffe zuzuführen.

Kamya Rasayana wird verordnet, um Vitalität und Kraft zu stärken, was auf dreierlei Art geschieht:

- Durch Förderung von Vitalität und Langlebigkeit: *Prana-Kamya*
- Durch Förderung des Intellektes in Bezug auf Intelligenz und Erinnerungsvermögen: *Medha-Kamya*
- Durch Förderung einer gesunden Hautfarbe, die aufblüht und Glanz erhält: *Sri-Kamya*

Die dritte Art von Aufbaubehandlung nennt sich *Naimittika Rasayana* und ist für Patienten mit ganz spezifischen Erkrankungen bestimmt. Da diese Verjüngungstherapien eine Vorbereitung auf die aphrodisische Behandlung

Unterzieht man sich einer Verjüngungstherapie in geschlossenen Räumlichkeiten, muss darauf geachtet werden, dass das Gebäude an einem glückverheißenden Ort steht und in östliche oder nördliche Richtung blickt.

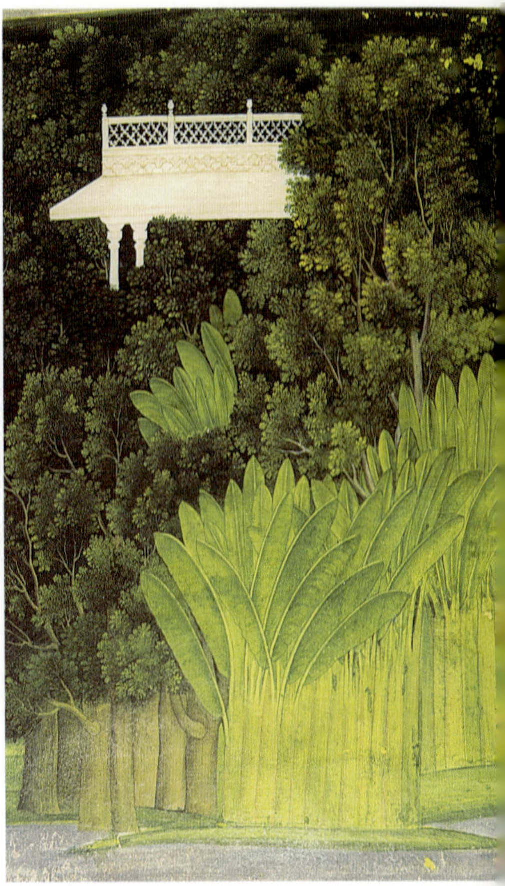

sind, muss die Person gesundheitlich in der Lage sein, diese Therapie auch empfangen zu können. Einer Verjüngungsbehandlung muss sich nicht unbedingt eine aphrodisische Therapie anschließen, da sie allein schon das System kräftigt und eine verjüngende Wirkung hat.

Für diese Verjüngungstherapie werden zwei Möglichkeiten angeboten. Zum einen die *Kutipravesika* bzw. Behandlung in geschlossenen Räumen und *Vatatapika* bzw. Behandlung im Freien. Bei der zweiten Methode ist es dem Patienten möglich, seinem normalem Tagesablauf zu folgen und Licht und Sonnenschein ausgesetzt zu sein. Diese Therapie ist billig und bequem und verlangt keine besonderen Vorkehrungen. Ihre Wirkung ist deshalb auch weniger dramatisch.

Die Behandlung in geschlossenen Räumen, *Kutipravesika* geschieht unter geregelten Bedingungen. Im *Charaka Samhita* ist eine interessante Ausführung darüber zu finden, wie ein solcher Behandlungsort auszusehen hat: Auf einem glückverheißenden Stück Land sollte ein Häuschen gebaut werden (das die von den Shastras vorgeschriebenen Bedingungen erfüllt), das in östliche oder nördliche Richtung blickt und sich in einer Gegend befindet, die von dem König, Ärzten und *Brahmanen* (Priestern) bewohnt ist. Sie soll gefahrenfrei sein. Sie soll genügend Platz bieten in Bezug auf Raum und Höhe des Bauwerks und drei hintereinander liegende konzentrische Kammern und eine kleine Öffnung haben. Die Wände müssen dick sein und vor Lärm abschirmen, insbesondere vor unerwünschten Geräuschen aus der Umgebung. Die Kammern müssen in jeder Jahreszeit bequem, sauber und bewohnbar sein. Frauen dürfen sich ihr nicht nähern (weil eine solche Behandlung gewöhnlich

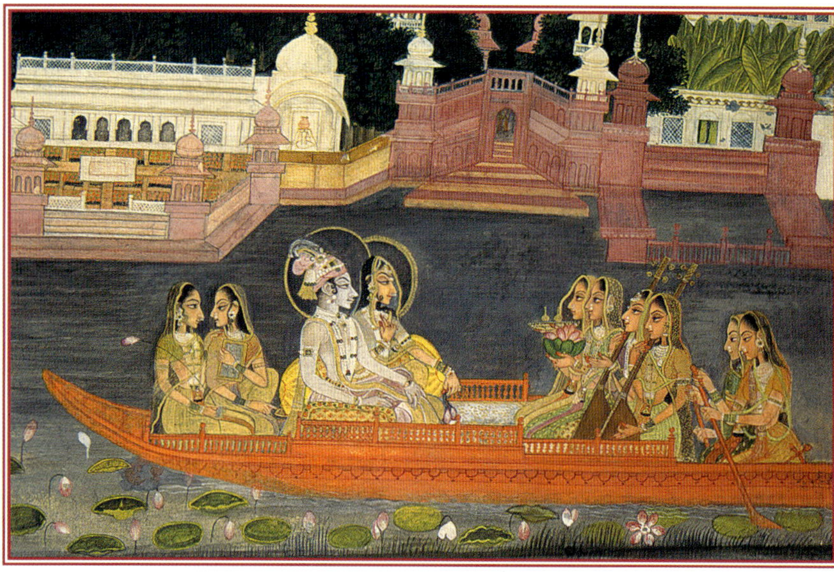

Ein Aufenthalt im Freien, in frischer Luft und Sonnenschein, ist förderlich für die Gesundheit.

nur für Männer ist). Es soll mit allem Notwendigen eingerichtet sein und von Ärzten mit ihren Heilmitteln wie auch Brahmanen besucht werden.

Eine *Rasayana*-Behandlung ist etwas, dem man mit Ehrfurcht zu begegnen hat. Wie bei allen glückverheißenden Anlässen, wendet man sich vor Behandlungsbeginn als erstes mit Opfergaben an die Götter und bittet die Brahmanen um ihren Segen. Für den Behandlungsbeginn wird ein glückverheißender Tag und Zeitpunkt bestimmt.

Die *Rasayana*-Therapie beginnt mit einer stärkenden Massage und dem Entleeren der Gedärme. *Haritaki (Chebulic myrobala),*Steinsalz, Amalaka (*Embelic myrobalan* bzw. indische Stachelbeere), *Vaca (*Kalmus), *Vidanga (Embelia ribes),* Palmenzucker, *Haridra (*Gelbwurz), *Pippali* (langer Pfeffer) und getrockneter Ingwer müssen zu Pulver zerstoßen und mit heißem Wasser eingenommen werden. Danach wird fünf oder sieben Tage lang (je nachdem, wie lange es dauert, bis die Gedärme völlig gesäubert sind) eine Gerstenspeise mit geklärter Butter (*Ghee)* gegessen. Dann erst wird das dementsprechende Heilmittel vom Arzt verabreicht, wobei auf das Alter und die Verfassung des Patienten geachtet wird, wie auch auf die Verträglichkeit des Heilmittels.

In der klassischen medizinischen Abhandlung von Agnivesh, die von Charaka kompiliert wurde, sind unter den *Rasayana*-Therapien mehrere Rezepte aus *Amalaki* und *Haritaki* zu finden. Der *Rasayana*-Therapie wurde ein ganzes Kapitel gewidmet, in dem auch eine Reihe anderer Medikamente und Früchte erwähnt werden.

Zu den anderen wichtigen *Rasayana*-Behandlungen gehören:

- *Samisa Mahamasa Taila Rasayana* (vegetarisch und nicht-vegetarisch)
- *Karikuranga Rasayana* (eine Behandlung mit Fleisch und dem Öl schwarzer Linsen)
- *Kapikacchu Rasayana* (Therapie mit dem Fleisch eines schwarzen Affen)
- *Vasanta Kusuma Rasayana* (mit Dingen, die des Liebesgottes Kama Devas Freund sind. Zu dieser Therapie gehört beides, eine Rasayana-Behandlung und eine Behandlung mit Aphrodisiaka).

Vajikarana: Aphrodisische Therapie

Vajikarana bzw. eine Behandlung mit Aphrodisiaka soll, wenn sie regelmäßig erfolgt, äußerst hilfreich bei der Förderung der Langlebigkeit und Virilität sein, einer Person große Anziehungskraft verleihen, die geistigen und intellektuellen Fähigkeiten verbessern und sie in die Lage versetzen, gesunde Nachfahren zu zeugen, die der Familie Freude schenken und den Stammbaum weiterführen.

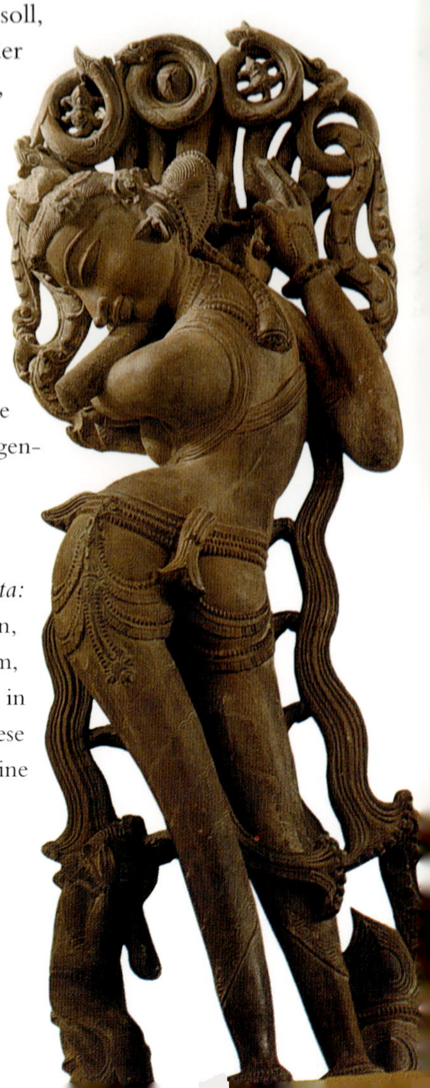

In Vagabhatas *Astanga Hrdaya* heißt es:

„Ein Mann auf der Suche nach Sinnesfreuden sollte ständig auf die *Vajikarana* (Männlichkeits)-Therapie zurückgreifen. Sie schenkt sofortige Zufriedenheit, Stärkung, Kinder mit guten Eigenschaften, garantiert Nachkommenschaft und große Freude."

Charaka meint in seinem Werk *Charaka Samhita:* „Liebe, Kraft, Glück, professionelle Leistungen, Einfluss, eine große Zahl von Kameraden, Ruhm, Nützlichkeit für die Welt, *Sukhodarka* (das, was in einem späteren Stadium Freude spendet) – all diese Dinge hängen von den Kindern ab. Deshalb sollte eine

Charaka vertritt die Meinung, dass es kein besseres Aphrodisiakum gibt als die Frau.

Person, die sich Kinder mit dementsprechenden Eigenschaften wünscht, täglich Aphrodisiaka verwenden, wenn sie sich die Befriedigung ihrer weltlichen Begehren *(Kama)* und Glück und Zufriedenheit *(Sukha)* wünscht."

Im *Susruta Samhita* werden einige der Dinge aufgezählt, die eine stimulierende Wirkung haben:

„Verschiedene Arten von (nahrhaften und genießbaren) Speisen und (süße und erfrischende) Fruchtliköre, eine Sprache, die das Ohr erfreut, und Berührungen, die sich köstlich auf der Haut anfühlen, klare Lichter, gedämpft von den sanften Strahlen des Vollmondes, und junge Mädchen, schön und fröhlich gestimmt, liebliche Lieder, die an der Seele rühren und die Sinne bezaubern, die Verwendung von Betelblättern, Wein und Kränzen aus (süß duftenden) Blumen und ein unbekümmertes, fröhliches Herz sind die besten Aphrodisiaka, die das Leben zu bieten hat."

Das letzte Wort zum Thema Aphrodisiaka aber hat Charaka, der schreibt:

„Alle schönen Dinge sind in kompakter Form in einer Frau zu finden und nirgendwo anders. Alle Sinnesobjekte, die in Gestalt der Frau zu finden sind, spenden einem Mann größtmögliche Freude. Deshalb ist die Frau für einen Mann der liebenswerteste Gegenstand. Es ist die Frau, die Kinder gebiert. *Dharma* (Rechtschaffenheit), *Artha* (Wohlstand), *Lakshmi* (Glück) und die gesamte Welt (*Loka*) sind in einer Frau zu finden. Eine Frau, die schön und jung ist, mit glückverheißenden Eigenschaften gesegnet und liebenswürdig und geschickt, ist ein Aphrodisiakum par excellence."

Eine solche Frau hat die vierundsechzig im *Kama Sutra* aufgeführten Künste (*Kalas*) gemeistert, wie Vokal-, Instrumentalmusik und Tanz, und ist im Besitz aller erstrebenswerten Eigenschaften, die sie anziehend gestalten. Das *Kama Sutra* spricht in überschwänglichen Worten von Frauen, die ihrer Kreativität und ihrem Können in der Malkunst Ausdruck verleihen und *Mandalas* (*tantrische*) Muster auf den Boden der Räumlichkeiten malen können, in denen die Familiengottheiten verehrt werden; die in ihrer sauberen und gut ausgestatteten Küche köstliche Speisen zubereiten; die beim Herstellen von aphrodisischen Rezepturen und Talismanen aus Kräutern Geschick beweisen; die süß duftende Blüten zu Girlanden aufreihen, Parfüme herstellen können und geschickt im Nähen und Sticken sind. Eine solche Frau wird sich auch in der Liebeskunst auskennen und verstehen, ihren Mann

Charaka behauptet, dass Rechtschaffenheit, Wohlstand, Glückseligkeit und das ganze Universum in einer Frau zu finden sind.

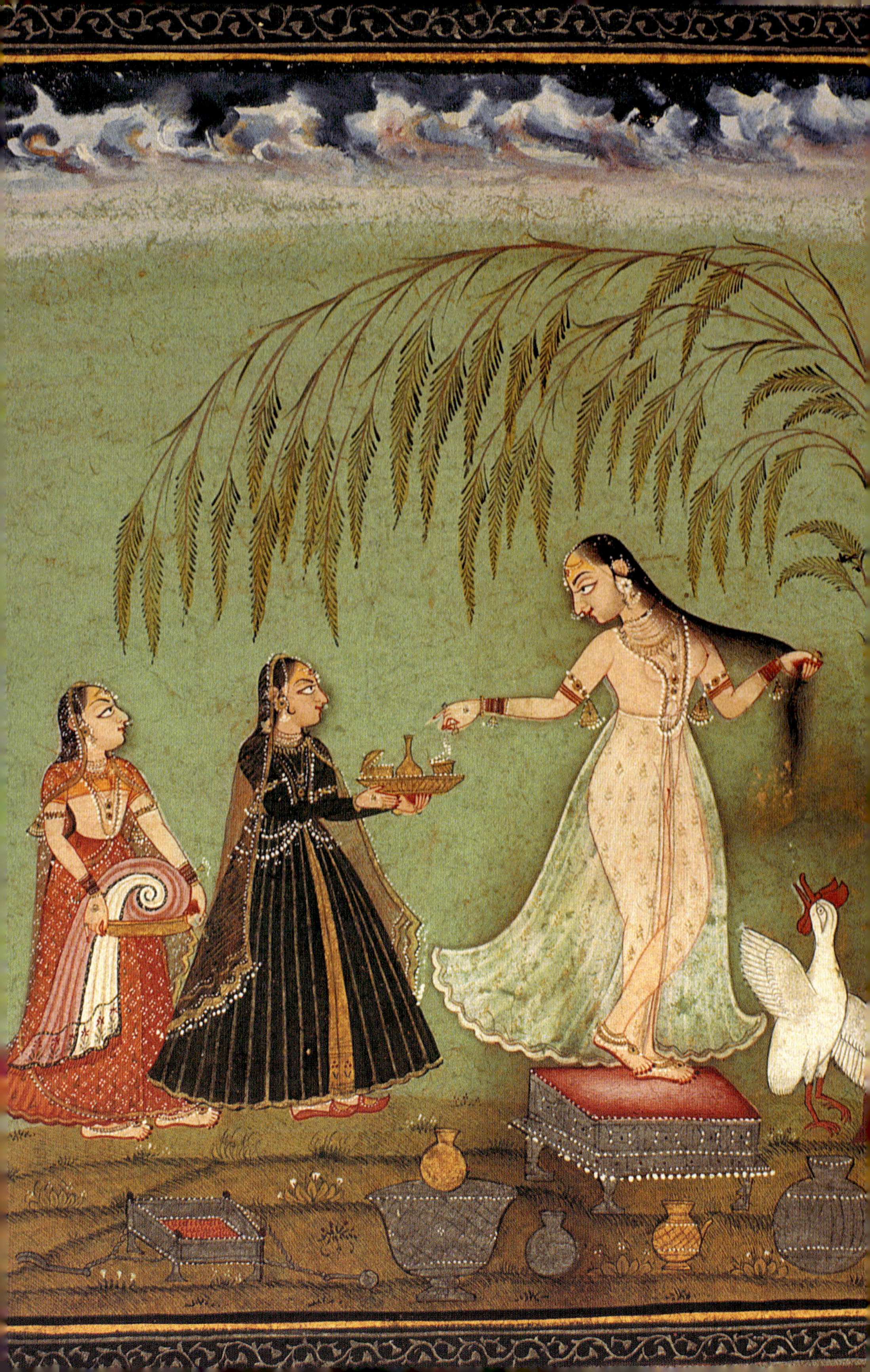

glücklich zu machen. Und diese Zufriedenheit spiegelt sich in seiner gesunden und kräftigen Erscheinung und dem Glanz seiner Haut wider. So betrachtet ist eine Frau, deren Gegenwart ihren Partner entzückt und in ihm das Liebesbegehren weckt, das ultimate Aphrodisiaka - das erotica ultimata.

Der Liebesakt kann zu einem beliebigen Zeitpunkt nur dann befriedigend und erfüllend sein, wenn bei beiden Partnern das Verlangen nach Sex besteht und wenn beide geistig und körperlich dazu in der Lage sind. Ärger, Zorn, Hass, heftige Gefühle, Desinteresse und andere negative Faktoren bewirken das genaue Gegenteil. Aphrodisiaka sind deshalb genauso notwenig wie Stärkungsmittel, die die Nahrung ergänzen. Die Pflege des menschlichen Körpers, Geistes und Intellekts ist durch die ständige Anwendung von Aphrodisiaka möglich. Die verschiedenen Arten von Aphrodisiaka und ihre Nützlichkeit, die Häufigkeit ihrer Verwendung, das Alter des Individuums, seine körperlichen Kräfte und seine *Prakruti* (Verfassung) sind Faktoren, die den Charakter einer *Vajikarana*-Therapie bestimmen, die nicht nur die sexuelle Leistungsfähigkeit steigert, sondern auch in großem Umfang den körperlichen und geistigen Gesundheitszustand des Individuums verbessern hilft.

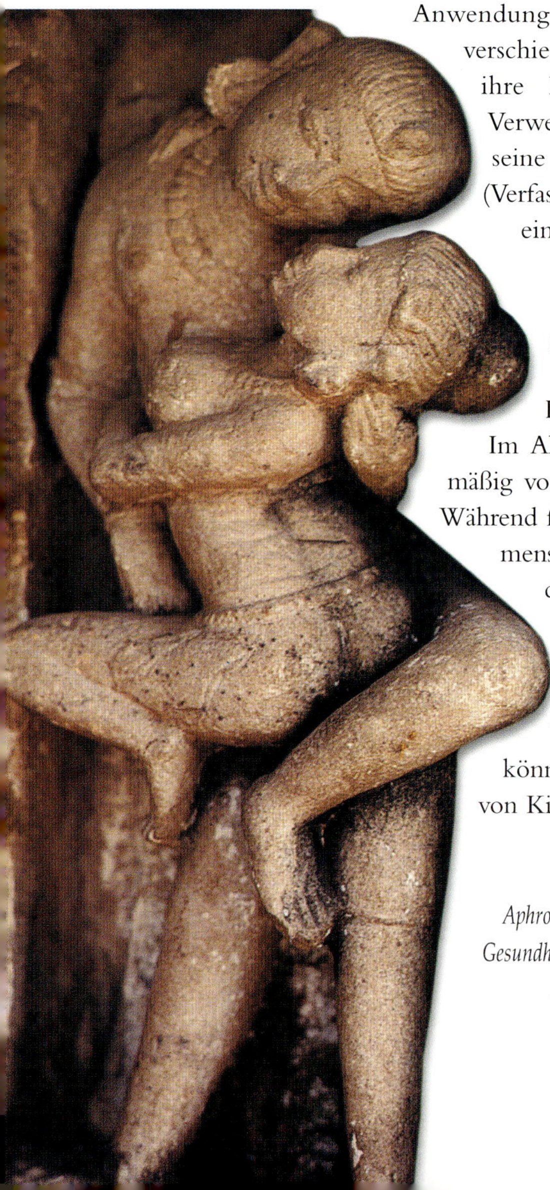

Im Altertum wurden Aphrodisiaka routinemäßig vor dem Geschlechtsverkehr genommen. Während für Manu die Zeugung von Nachkommenschaft wichtig war, betonte Vatsayayana den Freude spendenden Aspekt des Liebesaktes. Aufgabe eines Arztes ist es, ein Gleichgewicht zwischen diesen beiden herzustellen. Die Wonnen, die dieser Akt spendet, können helfen, die Menschen zum Zeugen von Kindern zu motivieren. Impotenz ist eine

Aphrodisiaka helfen, den körperlichen und seelischen Gesundheitszustand zu verbessern und Körper, Seele und Intellekt bei guter Verfassung zu halten.

Krankheit, genau wie ein übertriebenes Geschlechtsleben zur Schwächung des Zellgewebes bzw. *Dhatus* und damit zu Erkrankungen wie Schwindsucht führen kann. Genauso können zu viele Kinder für die Eltern zum Fluch werden, während Unfruchtbarkeit auch Probleme in der Familie verursachen kann.

Die von den aphrodisischen Therapien (*Vajikarana dravyas*) verwendeten Substanzen werden in drei Kategorien unterteilt:

- *Deha-Balakara* oder *Janaka* bzw. solche, die förderlich für körperliches Wohlbefinden und den Samenfluss sind.
- *Mano- Balakara* oder *Pravartaka* bzw. solche, die die geistigen Kräfte (Potenz) stärken.
- *Deha-Mano-Balakara* oder *Janaka Pravartaka,* die die körperlichen Kräfte stärken, den Samenfluss und die geistigen Fähigkeiten fördern.

Zu diesen Substanzen gehören die Juckbohne *(Mucuna Prurita),* schwarze Kichererbse (*Phaseolus radjatus),* indisches Kudju *(Ipmoea digitata),* Spargel (*Asparagus racemosus*), Asvagandha *(Withania somnifera),* Süßholz (*Glycrrhiza glabra),* Eier, Tier- und Vogelsamen, die Testikel von Ziegen und anderen Tieren. Cannabis fand früher als Aphrodisiakum keine Verwendung.

Die Verjüngungs- und aphrodisischen Therapien werden nach ihrer Wirkung auf die Samenflüssigkeit in die folgenden Gruppen unterteilt:

- *Sukravrddhikara* – zur Steigerung der Spermabildung
- *Sukrasrutikara* – zur Förderung der Ejakulation
- *Sukrasruti vrddikara* – zur Steigerung der Spermaproduktion und Verbesserung der Ejakulation bzw. des Samenflusses

Empfohlene Heilmittel

Alle klassischen Ayurveda-Schriften empfehlen die Verwendung verschiedener Medikamente als Teil der Sex-Pharmakologie, entweder in reiner Form oder als Verbindungen. Hier einige Beispiele:

In reiner Form: *Juckbohne, Spargel,* schwarze Kichererbse, Süßholz, getrockneter Ingwer, *Asvagandha, Masa, Yastimadhu, Shunthi, Stichwein, Kaschuapfel, Weisser Musali, Asparagus adscendens, Muskat* und römischer Bertram.

Zu den zusammengesetzten Präparaten gehören *Vrsyagutika* (aphrodisische Potenzpillen), *Vrsya-ghrta* (aphrodisische, medizinische geklärte Butter), *Mamsa-rasat* (Fleischbrühe), *Vrsya Mamsarasa* (potenzfördernde Fleischbrühe), *Apatyakara ghrta* (medizinische,geklärte Butter, die bei der Empfängnis hilft), *Vanari gulika* (mit Juckbohne hergestellte Pillen), *Amrta bhallataka lehya* (Verjüngungspräparat in Stäbchenform aus Kaschuapfel), *Kamesvara modaka* (Süßigkeit) zur Verwendung als sexuelles Stimulans und andere.

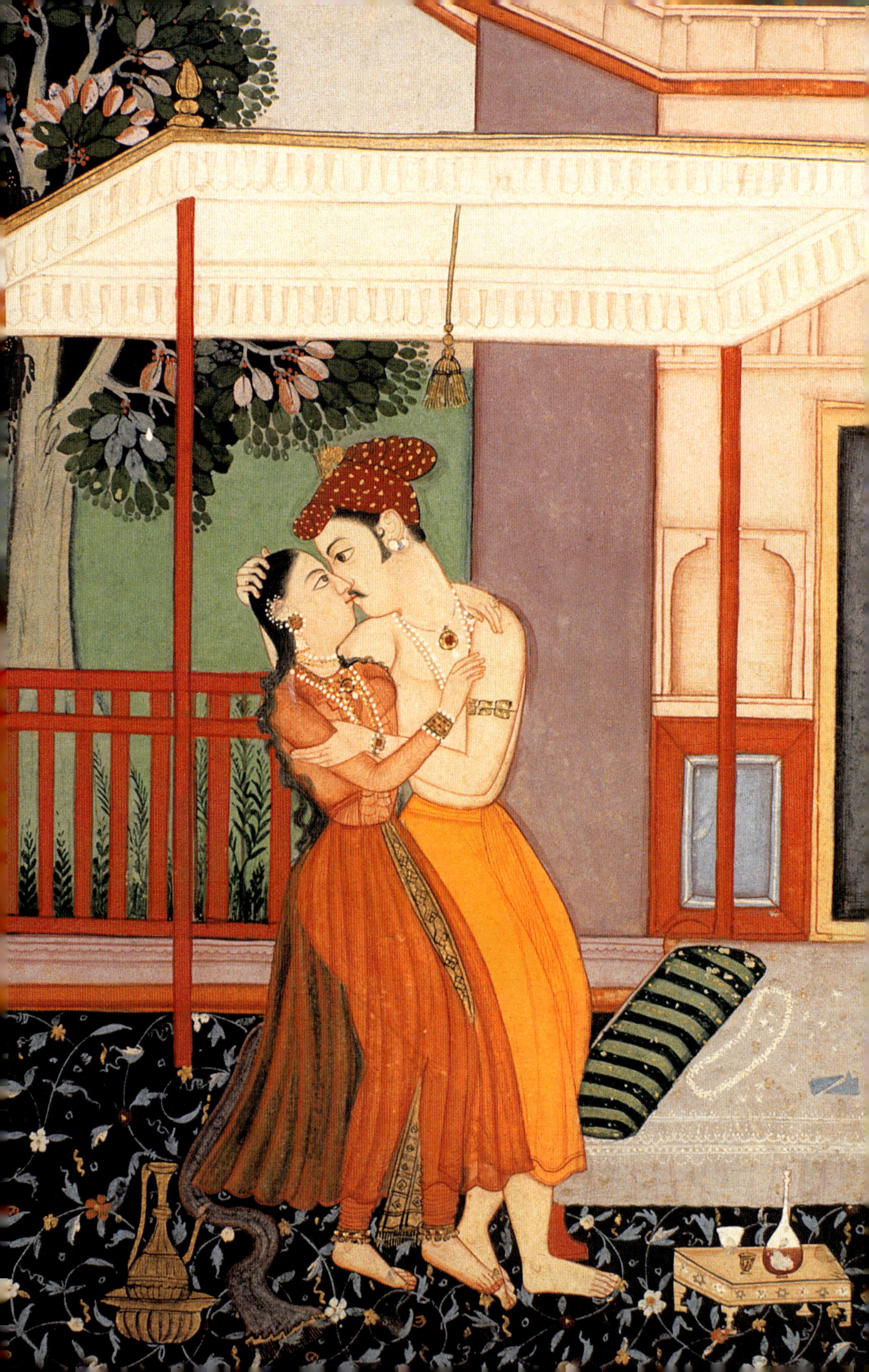

Man sollte liebend, kräftig, nicht jähzornig, sexuell geneigt und sexuell leicht erregbar sein, wenn man sich einer aphrodisischen Therapie unterziehen möchte.

Nahrungsmittel

Schwarze Kichererbse *(Masa)*, Weizen (*Godhuma), Ghee* (geklärte Butter), Milch *(Ksira)*, Honig *(Madhu)*, Zucker (*Sarkara)*, verschiedene Reissorten (*Sali)*, Zuckerrohr *(Iksu)*, Fleischbrühe (*Mamsa Rasa)*, Brühe aus Büffelfleisch (*Mahisa Rasa)*.

Psychologisch-sexuelle Pharmakologie

Die psychologischen Faktoren, die eine aphrodisische Therapie positiv beeinflussen, sind: liebevolles Verhalten, eine gute körperliche Verfassung, man darf keinen Zorn verspüren, muss sexuell geneigt sein und fähig, sich sexuell stimulieren zu lassen.

Die meisten reinen und zusammengesetzten Präparate, die von *Vajikarana bzw.* einer aphrodisischen Therapie verwendet werden, einschließlich der Nahrungsmittel, haben eine starke Wirkung auf die Samenflüssigkeit, Eizelle und weiblichen wie männlichen Geschlechtsorgane. Männern werden die folgenden Präparate empfohlen:

- *Sukrajanaka* – Samenerzeugend
- *Sukravardhaka* – zur Verbesserung der Spermaquantität und Qualität
- *Sukrastambhaka* – zur Vermeidung vorzeitigen Samenergusses
- *Sukra-sravaka* – zur Förderung der Samenausscheidung
- *Sukhra sodhaka* – zur Reinigung der Sperma

Präparate, die Frauen empfohlen werden:

- *Artava* oder *Rajas* –fördert die Eizellenproduktion
- *Artava janaka* – leitet die Menstruation / den Eisprung ein
- *Artava sodhaka* – reinigt die Eizelle
- *Artava rodhaka* – verhindert exzessive Monatsblutungen
- *Yoni sodhaka* – säubert die Scheide
- *Yoni daurgandhyanasaka* – beseitigt faulen Geruch
- *Yoni sravakaraka* – schmiert die Scheide
- *Yoni srava stambhaka* – verhindert exzessiven Ausfluss
- *Yoni dardhyakaraka* – kräftigt lockere Scheidenmuskulatur

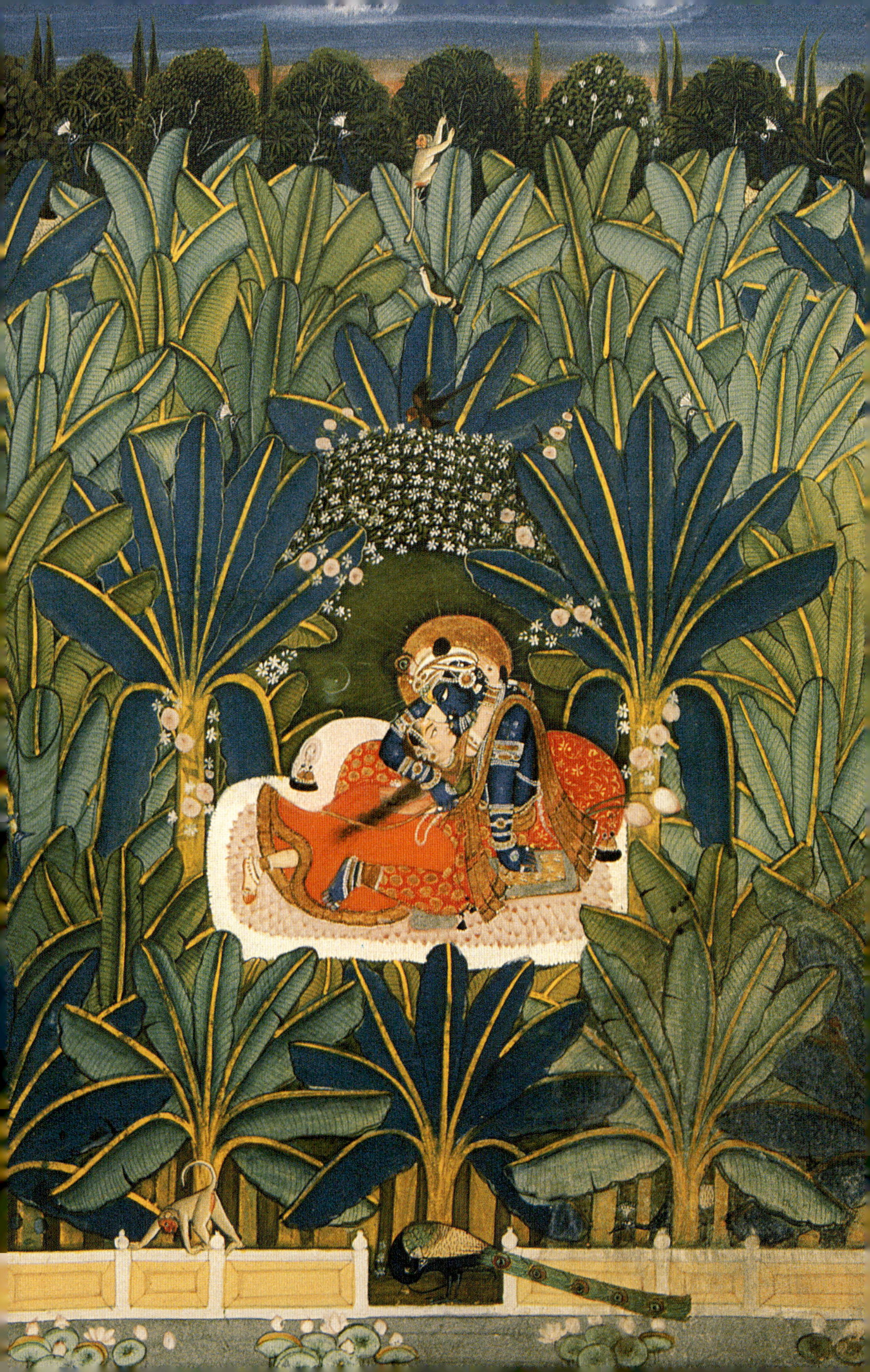

Aphrodisische Rezepturen

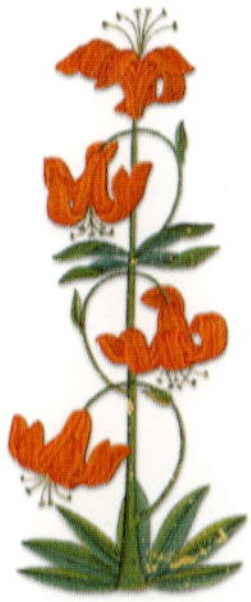

In alten Schriften wie dem *Charaka Samhita, Susruta Samhita* und anderen sind jede Menge von Anleitungen zur Verwendung von Präparaten und Nahrungsmitteln für eine Behandlung mit Aphrodisiaka bzw. *Vajikarana* zu finden. Die unten aufgeführten Mittel müssen jedoch modifiziert werden, um Menschen unterschiedlicher körperlicher Verfassung zuzusagen, wobei Alter, Körperkräfte und andere Faktoren in Betracht gezogen werden müssen. Grundsätzlich kann gesagt werden, dass Ernährung und ein geregeltes Leben dazu dienen, einen dem Alter und den ererbten physischen und geistigen Eigenschaften und der Umwelt entsprechenden ausgeglichenen Gesundheitszustand herzustellen und beizubehalten.

Eine Behandlung mit Aphrodisiaka dient hauptsächlich zur Förderung des Samenflusses (*Sukra)*, qualitativ wie quantitativ. Von ihm hängt die Gesundheit zukünftiger Generationen ab, seine Aufgabe ist es, gesunde Nachkommen zu zeugen.

> "*Sukra* (Sperma) und *Ojas* (die Lebensessenz, elan vitae) sind die beiden wichtigen Elemente, auf die geachtet werden muss. *Ojas* ist das, was durch seine Sättigung alles Lebende erhält und ohne den es keine Lebewesen gibt; der Urzustand des Embryos und die Essenz seiner Nährstoffe, das als erstes in den Herzkreislauf eindringt und sich im Herz befindet, das, wenn zerstört, zu Zerstörung führt, das die Crème der Nahrungsflüssigkeit des Körpers ist und wo sich die Erbfaktoren bilden; es ist eine Frucht von ihnen oder produziert verschiedene Arten von Früchten (Wirkungen). Deshalb nennen sie (Gefäße) sich *Mahaphala* (die wichtig sind oder eine Vielzahl von Vorzügen haben)."

Ojas sind die Essenz des Lebens, die Virilität und Kraft verleihen, die Crème der Nahrungssäfte des Körpers. Sie sorgen für Zeugungskraft, Gesundheit und jugendliche Spannkraft.

Demzufolge sind *Ojas* im Herzen zu finden; acht Tropfen *Ojas* im Körper einer Person sind Zeichen eines hervorragenden Types und nennen sich *Para Ojas.* Nachdem *Ojas* den Kern des Lebens bilden, ist ihre Gegenwart ständig spürbar. Sie verleihen Potenz, Männlichkeit, Gesundheit, Kraft und Dynamik. Eine Abnahme der *Ojas* macht sich in mangelnder Männlichkeit bemerkbar, in Impotenz, Mattigkeit und Apathie. Eine totale Abwesenheit bedeutet das Ende des Lebens. Deshalb müssen *Ojas* und *Sukra* gehegt und gepflegt werden, und es muss darauf geachtet werden, dass sich ihre Reserven nicht erschöpfen.

Es gibt mehrere Nahrungsmittel, die, wenn sie in mäßigen Mengen und zusammen mit nahrhaften Speisen zu sich genommen werden, stimulieren

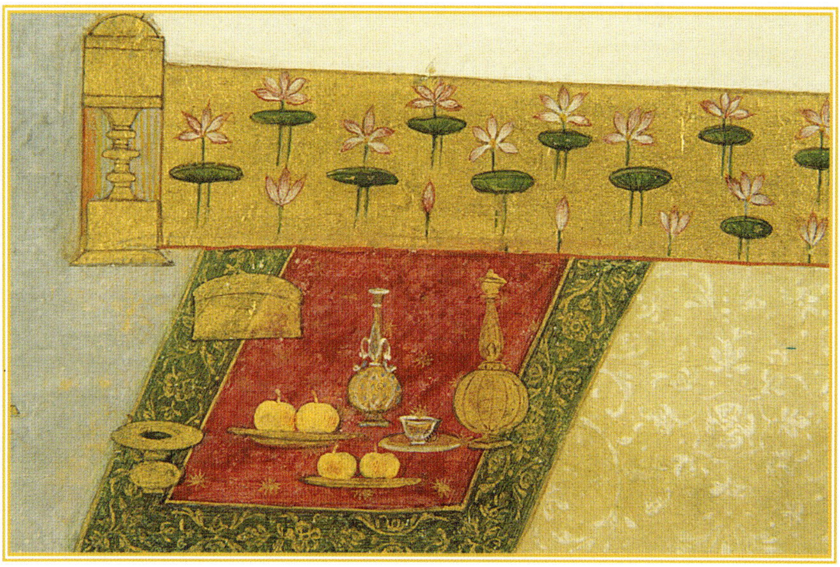

Die Ojas bzw. Nahrungselemente des Körpers haben eine kühlende Wirkung und verleihen Dynamik. Alkohol dagegen strahlt Wärme aus und hat eine depressive Wirkung.

und den Appetit anregen, auch wenn diese Substanzen selbst keinen nennenswerten Nährwert haben. Wein und Alkohol z.B. haben Eigenschaften, die das genaue Gegenteil von denen der *Ojas* sind.

Ojas werden von den folgenden zehn Eigenschaften charakterisiert. Sie sind schwer, kühlend, weich, glatt, zähflüssig, süß, beständig, klar, schleimig und ölig. Alkohol dagegen ist leicht, wärmeproduzierend, wird leicht vom System aufgenommen, ist sauer und beißend im Geschmack und hat eine schnelle

Wirkung. Er wirkt wie ein Beruhigungsmittel und ist nicht schleimig. Normalerweise haben Wein und Alkohol in einer Person eine den *Ojas* entgegengesetzte Wirkung. Wein und Alkohol müssen in *Sattvic* (angenehmer) Gesellschaft genossen werden. Zu einer *Sattvika*-Gesellschaft gehören Kameraden, die höflich und zuvorkommend sind, sich in den Künsten auskennen, freundlich und glücklich sind. Mit ihnen zusammen zu trinken, ist ein angenehmes Erlebnis. Eine *Rajasa*-Trinkgesellschaft dagegen ist voller Leute, die schnell erzürnen, melodramatisch und emotionell sind, zornig und unverschämt. Sie sind rüpelhaft in ihrem Benehmen und von ungepflegtem Äußeren und haben schlechte Gewohnheiten. Eine *Tamasa*- Gesellschaft ist gewöhnlich voller Leute, die mit sich und der Welt unzufrieden sind und ungewöhnlich jähzornig. Sie verfallen in einen Rauschzustand und schlafen ein.

Ein übermäßiger Wein- und Alkoholgenuss wirkt sich stark auf die *Ojas* aus. Sie werden beschädigt, insbesondere in der letzten Trinkphase. Ein solcher Verfall der *Ojas* kann zu Schwindsucht und akuter Dermatitis führen und gelegentlich auch zum Tod.

In kleinen Mengen genossener Wein dagegen ist leicht berauschend und löst ein Gefühl der Beschwingtheit und Zufriedenheit aus. Er verleiht Kräfte, sexuelle Potenz, befreit von Beschwerden. Er schenkt eine gute körperliche Verfassung. Um dem Wein eine maximale Anzahl von Vorzügen zu entlocken, ist es wichtig, nur in guter Gesellschaft und geringen Mengen zu trinken. Mit ihm zusammen sollten nahrhafte Speisen gegessen werden.

> „Wein aus einer Reihe verschiedener Zutaten, der eine Vielzahl von Eigenschaften und Wirkungen besitzt und berauschend ist, hat Vorteile wie auch Nachteile. Er ist Nektar für den, der ihn wie empfohlen trinkt, in vernünftigen Mengen, zum richtigen Zeitpunkt, mit nahrhaften Speisen, seiner Verfassung entsprechend und in guter Stimmung. Dagegen wirkt er wie ein Gift für einen Menschen, der einem strengen Tagesablauf folgt und ständig körperlichen Anstrengungen ausgesetzt ist und bei jeder Gelegenheit minderwertigen Wein trinkt."

Milch hat Eigenschaften, die denen der *Ojas* und Sperma *(Sukra)* ähneln. Milch nimmt in den Ernährungsvorschriften des Ayurveda einen wichtigen Platz ein. Sie ist ein entscheidender Bestandteil einer aphrodisischen Therapie. Milch und geklärte Butter *(Ghee)* besitzen nahrhafte Eigenschaften und die positiven Eigenschaften der Milch sind vielfältig. Milch wird vor dem Geschlechtsverkehr empfohlen, wie auch danach. Sie soll die Spermaproduktion fördern. Eine Ernährung ohne Milch kann Probleme verursachen. Heutzutage, im Zeitalter der pasteurisierten Milch und Zusätze, sind

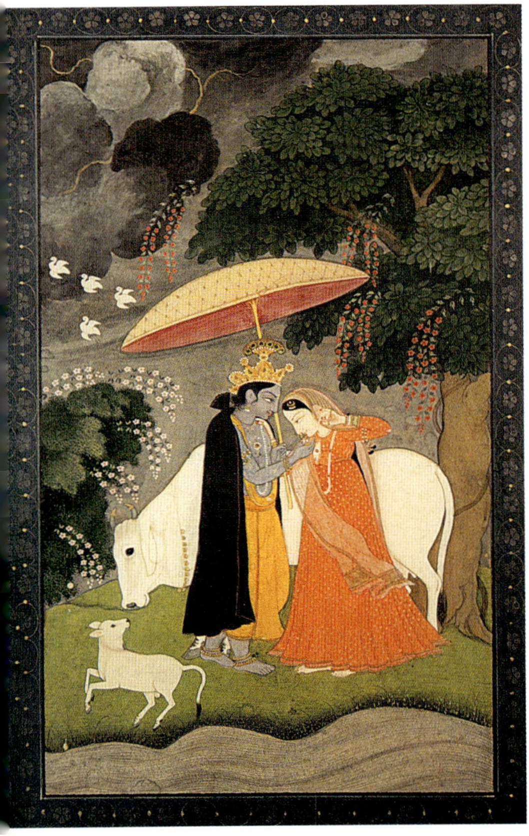

Kuhmilch mit Honig, Zucker und geklärter Butter ist ein ausgezeichnetes Aphrodisiakum.

Menschen mit Milchallergien leider keine Seltenheit.

Charaka begründet seine Empfehlungen für Milch als Bestandteil einer aphrodisischen Behandlung mit den folgenden Worten:

„Man sollte sich eine Milchkuh halten, die mit Blättern der schwarzen Kichererbse, Zuckerrohr oder *Arjuna*-Blättern gefüttert wird, gut ernährt ist und vier Milchzitzen hat, von brauner oder schwarzer Farbe ist und ein Kalb von der gleichen Farbe hat, mit nach oben gerichteten Hörnern und die fette Milch gibt. Die Milch einer solchen Kuh ist, abgekocht oder roh, mit Zucker, Honig und *Ghee* (geklärter Butter) selbst schon ein ausgezeichnetes Aphrodisiakum."

„Wünscht man sich einen nie versiegenden Samenfluss, muss man Milch trinken, die mit Sperma-produzierenden, lebensfördernden, kräftespendenden und die Milchbildung fördernden Präparaten gekocht wird und unter die Weizenmehl *Ghee*, Honig und Zucker gegeben wird."

„Wird die Milch der oben genannten Kuh mit einem goldenen Ring gekocht und danach *Ghee,* Honig und Zucker hinzugefügt, so ist Nachkommenschaft garantiert."

„Eine Substanz, die süß und geschmeidig ist, den Körper stärkt, ihm Kräfte verleiht und angenehm auf den Geist wirkt, nennt sich *Vrsya* (Aphrodisiakum)."

Charaka fügte dem *Chikitsa* (Behandlungs)-Abschnitt seiner Arbeit *Charaka Samhita* das Rezept für ein aphrodisisches Mittel hinzu:

„*Ghee* (geklärte Butter), *Masa* (schwarze Kichererbse) und die Testikel eines Ziegenbocks müssen in einer Brühe aus Büffelfleisch gekocht werden. Danach sollten saure Früchte dazugegeben und alles in frisch gewonnener *Ghee* gebraten werden. Dem Ganzen etwas Salz, Koriander, Kreuzkümmel und Ingwer hinzufügen und Sie haben ein hervorragendes Mittel zur Förderung der Virilität und Steigerung der Kräfte, das von großer Nahrhaftigkeit ist."

Milch sollte unter Zugabe von Spargelpulver gekocht werden. Das Trinken solcher Milch, der Zucker hinzugefügt wird, ist ein Aphrodisiakum und bewirkt, dass das Glied auch nach dem Geschlechtsverkehr steif bleibt.

Unter den Saft aus den Wurzeln des Seiden-Baumwoll-Baumes sollte Zucker gemischt werden. Die regelmäßige, sieben Tage lange Einnahme dieses Saftes verbessert die Spermaqualität beträchtlich.

Die Wurzeln eines jungen Seiden-Baumwoll-Baumes *(Salmali)* und schwarze Kichererbsen sollten zu Pulver zerstoßen werden, das, wenn man es sieben Tage lang mit geklärter Butter und Milch einnimmt, eine Person befähigt, regelmäßig Geschlechtsverkehr zu pflegen.

Das Pulver aus den knollenartigen Wurzeln des indischen Kudju (*Vidari/Ipomea)* mit geklärter Butter, Milch und Feigensaft genommen, verjüngt einen älteren Menschen und befähigt ihn, wie in seiner Jugend sexuell aktiv zu sein.

Das Pulver der indischen Stachelbeere *(emblic myrobalan)* sollte mit den eigenen Körpersaften durchtränkt werden. Mit geklärter Butter und Honig eingenommen, wirkt es wie ein Aphrodisiakum.

Die Testikel eines Ziegenbocks sollten in aus Milch (nicht Joghurt) zubereiteter geklärter Butter gebraten werden. Mit Pfeffer und Salz gewürzt, fördert dieses Mittel die Virilität.

Die in Milch gekochten, mit Sesamkörnern gewürzten Testikel eines Ziegenbocks sind ein ausgezeichnetes Aphrodisiakum.

Das Pulver des indischen Kudju sollte mit der eigenen Körperflüssigkeit vermischt werden. Mit geklärter Butter und Honig eingenommen, hat es eine hervorragende aphrodisische Wirkung.

Wenn unter das Pulver aus den Samen der Juckbohne, langblättriger mit Zucker vermischter Baldrian gegeben wird und das Ganze mit frisch

Seite 56-67: Aphrodisische Präparate enthalten Heilkräuter, Mineralien und Metalle. Alle Präparate werden dem Alter des Patienten, seinen Körperkräften, seinem geistigen Zustand und seinen Lebensumständen entsprechend verschrieben.

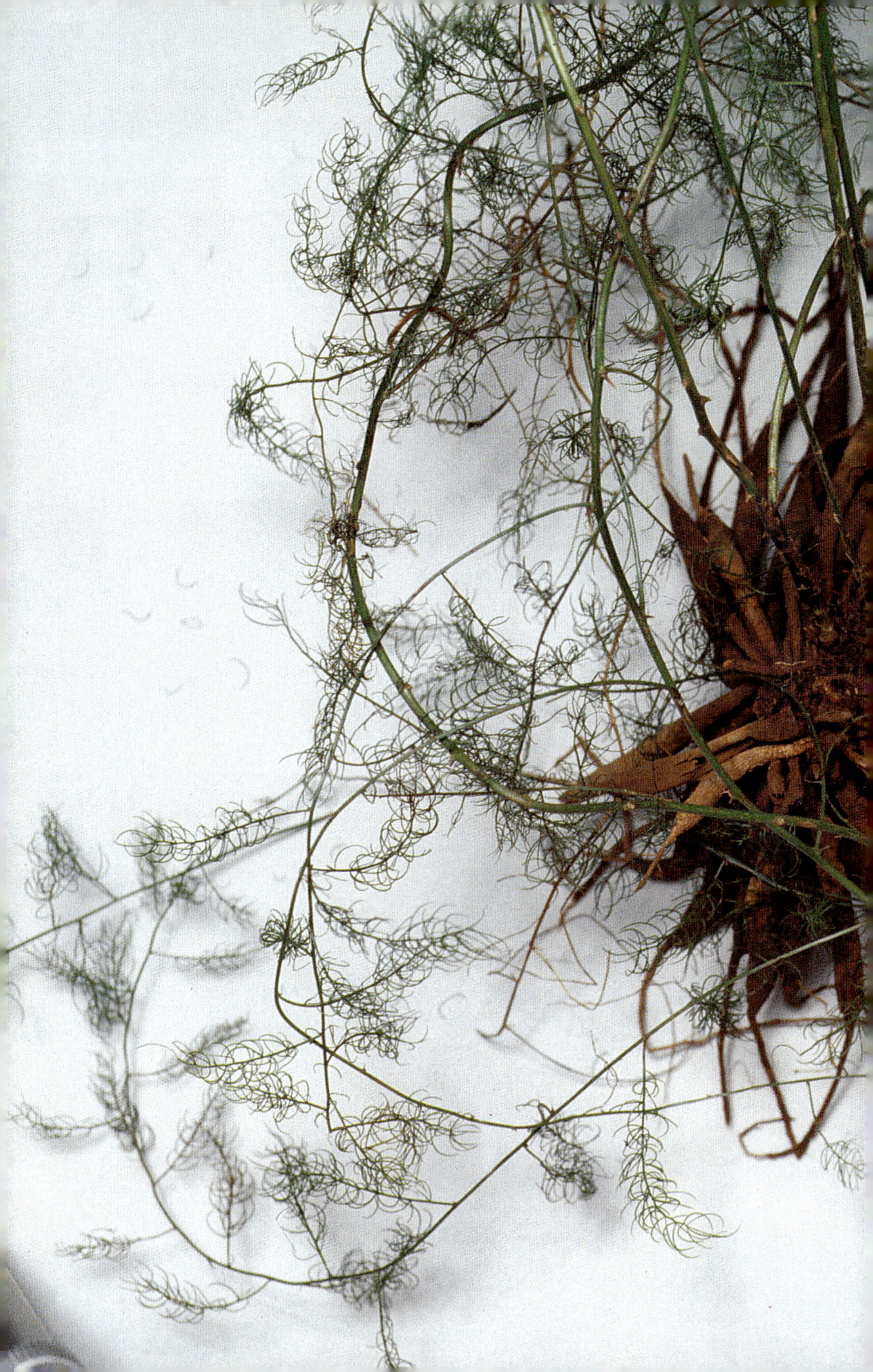

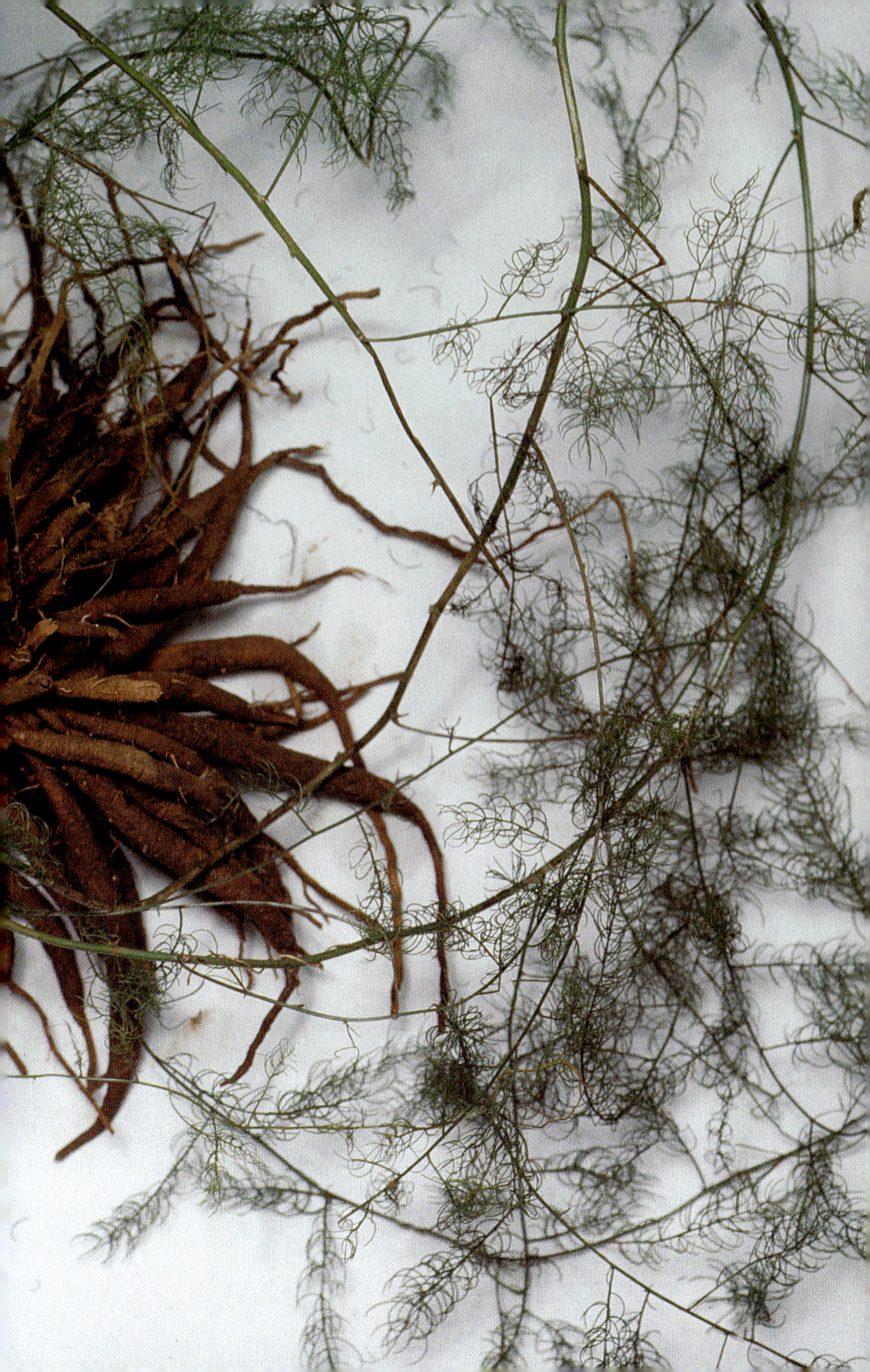

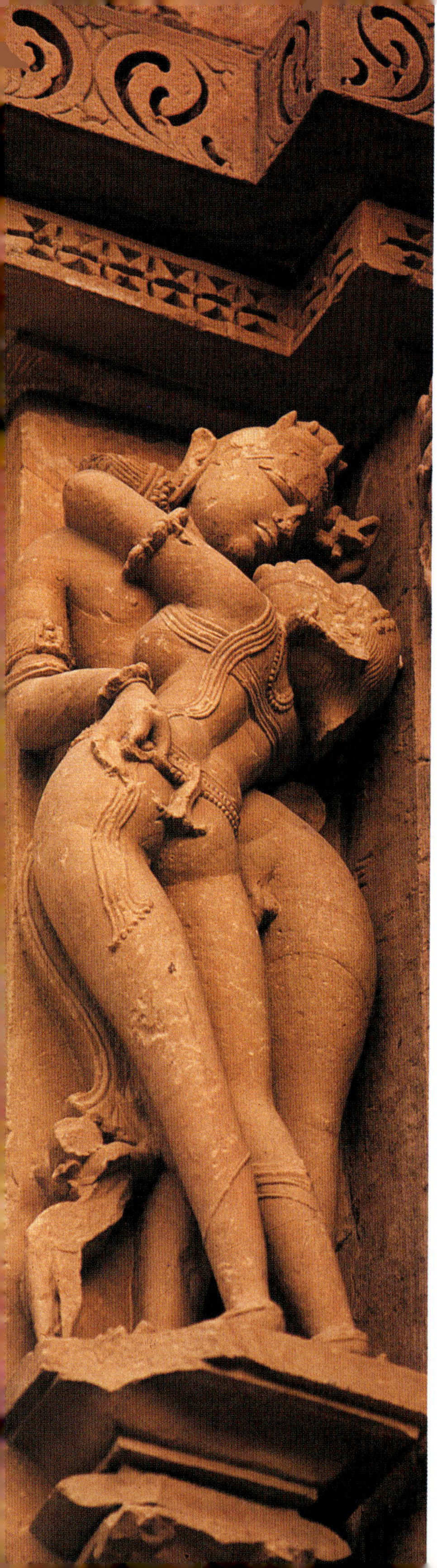

gemolkener Kuhmilch verzehrt wird, so hat es eine starke aphrodisische Wirkung.

Die Einnahme eines Pulvers aus der Wurzel der *Ucatta* (weiße Streublume), entweder allein oder mit Spargelpulver in Milch genommen, hat eine aphrodisische Wirkung.

Zehn Gramm zu Pulver zerstoßenes Süssholz *(Glycyrrhiza)* mit geklärter Butter und Honig in Milch fördert die Virilität.

Ein Pulver aus Stichwein *(Goksura)*, langblättrigem Baldrian, Spargelwurzel, Juckbohne, Malve und *Ati-Bala* (eine Art einheimische Malve) sollte nachts in Milch genommen werden, um die Zeugungskraft zu steigern.

Das Pulver aus den Samen schwarzer Kichererbsen sollte in geklärter Butter geröstet und dann in Milch gekocht werden. Die Einnahme dieses Mittels fördert das Liebesbegehren.

Milch, die mit den Wurzeln, der Frucht, der Rinde und den Luftwurzeln des heiligen Feigenbaums gekocht wird, steigert die Virilität.

In Milch gekochte Samen der Juckbohne, Samen des Stichweins, Wurzeln weißer Streublumen und Zucker sind ein ausgezeichnetes Aphrodisiakum.

Eine Mischung aus Zucker, enthülsten, schwarzen Kichererbsen, Bambussalz, geklärter Butter und Weizenmehl sollte zu einer Paste verarbeitet, in gleichgroße Portionen geteilt und wie Plinsen in

Die therapeutischen Wirkungen von Rasayana und Vajikarana helfen denen, die einen rechtschaffenen Lebenswandel führen.

geklärter Butter gebraten werden. Wenn sie weich sind, sollten sie in heiße, würzige Hühnerbrühe gelegt und in halbgarem Zustand herausgenommen werden. Diese Plinsen besitzen hervorragende aphrodisische Eigenschaften. Anstelle Hühnerbrühe kann auch Brühe aus Pfauenfleisch, Rebhühnern oder Ente verwendet werden.

Eine andere Möglichkeit zur Steigerung der Virilität ist der Verzehr von Spatzenfleisch, gefolgt von einem Glas Milch.

In den Schriften des Ayurveda sind eine Reihe von aphrodisischen Rezepturen zu finden, die Pflanzen, Metalle und Mineralien enthalten. Zu den am weitesten verbreiteten und bekanntesten gehören die Folgenden:

Narasimha-curna (zu Pulver zerstoßener Stichwein). Zu den Hauptbestandteilen gehören Spargel, Stichwein, *Guduci*, Kaschuapfel und Sesamkörner.

Godhumadya-ghrta (medizinische, geklärte Butter mit Weizen). Die Hauptbestandteile dieses Rezeptes aus medizinischer, geklärter Butter sind Weizen, *Asvagandha,* Kaschuapfel, Juckbohne und geklärte Butter.

Brhat-asvagandha-ghrta (medizinische, geklärte Butter). Zu den Bestandteilen dieses Präparats gehören *Asvagandha,* geklärte Butter, Milch und Juckbohne.

Brhat-satavari-ghrta (medizinische, geklärte Butter mit Spargel) aus Spargelwurzeln, Milch, geklärter Butter und Honig.

Kamadeva-ghrta (medizinische, geklärte Butter mit einer nach dem Liebesgott benannten Substanz). Diese medizinische geklärte Butter wird aus *Asvagandha*, Spargel, indischem Kudju, einem Teil des heiligen Feigenbaums, Lotossamen, Juckbohne, Kuth und schwarzen Kichererbsen zubereitet.

Brhat-satavari-medaka (Pastillen aus Spargel). Es handelt sich um ein Aphrodisiakum in Gestalt einer Süßigkeit, deren Hauptbestandteile Spargel, Stichwein, Malve, Waldmalve, Juckbohne, langblättriger Baldrian, Büffelmilch, reiner Cannabis, Moschus und Kampfer sind.

Rativallabha-modaka (sexuell stimulierende Pastillen), werden auch in Gestalt eines Konfekts zubereitet. Zu ihren Bestandteilen gehören Cannabis-Samen, geklärte Butter, Zucker, Spargel, Kuhmilch, Ziegenmilch, Moschus, Kampfer und Honig.

Kamesvara-modaka ist ein sexuell stimulierendes Konfekt, das aus gebranntem Glimmerpulver, gereinigtem Schwefel, entgiftetem Cannabis, Bockshornklee, dem Harz des Seiden-Baumwoll-Baumes, indischem Kudju, schwarzem Musali, Stichwein, langblättrigem Baldrian, Kuth, Spargel, Süßholz, Muskatnuss und Juckbohne zubereitet wird.

Madanananda-modaka ist ein Konfekt, zu dessen Hauptbestandteilen gereinigtes Quecksilber, gebranntes Glimmerpulver, Kampfer, langer Pfeffer, *Kuotha* bzw. ein Dekokt, Muskatnuss, indischer Kudju, Spargel, Süßholz, Malve, Waldmalve, Juckbohne, Stichwein, Cannabis, Milch und Zucker gehören.

Vanari-vatika (Pillen aus Juckbohne). Die Hauptzutaten für diese Pillen sind Juckbohne, Milch und Zucker.

Amrtaprasa-ghrta (verjüngende, geklärte Butter). Hier handelt es sich um eine Art geklärter Butter in Saftform aus Kuhmilch, Ziegenfleisch, *Asvagandha*, Stichwein, Juckbohne, Moschus und Zucker.

Sri-Gopala-Taila (äußerlich anzuwendendes Öl). Ein Öl aus den Hauptbestandteilen Sesamöl, Spargel, Myrobalan, Malve, *Asvagandha,* Stichwein, Krokus, den Testikeln einer Zibetkatze, Safran, Moschus und Bernstein. Dieses medizinische Öl wird eingenommen und auch äußerlich auf das männliche wie weibliche Geschlechtsorgan und auf die Brüste der Frauen aufgetragen.

Mrga-mada-Taila (medizinisches Öl mit Moschus). Dieses Öl wird aus Sesamöl, Moschus, römischem Bertram und Bittermandel-Öl zubereitet. Bei äußerlicher Anwendung bewirkt es Erektion und Versteifung des männlichen Gliedes.

Svalpa-candrodaya-makaradhvaja (Pillen aus Quecksilber, Schwefel und Gold). Diese Pillen werden aus Muskatnuss, Nelken, Kampfer, schwarzem Pfeffer, Moschus und einem Präparat aus gereinigtem Quecksilber und Schwefel zubereitet. Sie sind ein sehr wirksames Aphrodisiakum, das kräftefördernd ist, das Verdauungssystem stärkt und die Spermaproduktion fördert.

Purna-Candrodaya-rasa (Pillen aus Quecksilber, Schwefel, Gold, Moschus). Als erstes wird gereinigtes Blattgold mit gereinigtem Quecksilber pulverisiert, was zur Bildung eines Amalgam führt. Diesem wird gereinigter Schwefel hinzugegeben und es wird weiter bearbeitet, bis sich das Gemisch in ein feines schwarzes Pulver verwandelt hat, das sich in der Fachsprache des Ayurveda *Kajjali* nennt. Unter dieses schwarze Pulver wird Saft aus den roten Blüten des Seiden-Baumwoll-Baumes und indische Aloe gemischt und das Ganze wird getrocknet. Danach wird dieses Gemisch in eine Glasflasche gegeben, die in sieben, mit Schlamm beschmierte und getrocknete Stofflagen gewickelt und in einem *Baluka-yantra* (einem Gefäß mit Sand) zunächst bei milder Wärmezufuhr erhitzt wird. Der Flaschenhals muss mittels eines Eisenstabs sauber gehalten werden. Wenn keine Schwefeldämpfe mehr aus der Flasche dringen und der Flaschenboden rot geworden ist, muss die Flaschenöffnung mit einem Korken aus Kalkstein verschlossen und mit einer Paste aus Rohzucker und Zitrone versiegelt werden. Danach muss die Wärmezufuhr verstärkt werden, damit die Mischung am Flaschenboden aufsteigt und sich am Flaschenhals absetzt. Nachdem die Flasche ausgekühlt ist, wird sie zerbrochen und die Substanz am Flaschenhals herausgeschabt. Dieser Prozess wird als *Makaradhvaja* bezeichnet.

Das Gold am Flaschenboden wird dann der herausgeschabten Substanz hinzugefügt, die unter Zugabe von Kampfer, Muskatnuss, Moschus und schwarzem Pfeffer pulverisiert wird. Aus dieser Substanz werden Pillen von je 250 mg geformt, die ein hervorragendes Aphrodisiakum sind, das eine verjüngende Wirkung hat und am besten zusammen mit Betelblättern genossen wird. Die Person, die es nimmt, muss unbedingt eine große Portion Milch trinken und eine schwere Mahlzeit zu sich nehmen, wenn die Wirkung dieses Mittels voll augekostet werden soll.

Für diese Art von Aphrodisiaka gibt es auch noch andere Rezepte, wie *Makaradhvaja-rasa* (ein Präparat aus Gold, Quecksilber, Schwefel und anderen Substanzen) und *Svarna-sindura* (eine Kombination aus Gold, Quecksilber und Schwefel).

Kamini-darpaghna-rasa (Pillen aus gereinigtem Quecksilber und Schwefel). Gereinigtes Quecksilber und gereinigter Schwefel werden zusammen zerrieben. Es entsteht ein schwarzes Pulver, das sich *Kajjali* nennt. Dem werden gereinigte Stramonium-Samen hinzugefügt und die Mischung wird unter Zugabe des aus Stramonium-Samen extrahierten Öls zerrieben. Das so gewonnene Aphrodisiakum ist äußerst stark.

Purnacandra-rasa (Pillen aus gereinigtem Quecksilber und Schwefel für sexuelle Stimulation). Diese Pillen sind ein Präparat aus gereinigtem

Quecksilber und Schwefel, mineralischem Pech, V*idanga Emblica ribes* und gereinigtem Kupferpyrit, das mit Honig und geklärter Butter zu Pulver verarbeitet wird.

Dasmularista (medizinischer Urin) ist ein medizinischer Wein, der aus einer Reihe von Kräutern und Moschus zubereitet wird und die Virilität fördert.

Vasanta-kusumakara (Pillen aus gerösteten Pulvern). Dieses Präparat enthält gebranntes Gold-, Silber-, Zink-, Blei-, Eisen-, Glimmer-, Korallen- und Perlenpulver, das mit Milch und einem Saft vermischt wird, der ein Dekokt aus acht Kräutern ist und dem Moschus und Safran hinzugefügt wird. Diese Pillen werden mit einem großen Stück Kandiszucker (*Misri*), Honig und geklärter Butter genommen. Dieses beliebte Aphrodisiakum heilt außerdem Diabetes mellitus.

Nachfolgend werden einige aphrodisische Rezepturen mit ihren Bestandteilen aufgeführt, um sich ein Bild von den Substanzen zu machen, die von aphrodisischen Therapien verwendet werden. Die Schriften des Ayurveda sind eine Schatzkammer voller solcher Rezepturen, die nur darauf warten, entdeckt zu werden.

Asvagandhi Lehya (*Asvagandha-Withania somnifera)* – ein Saft
(Quelle: *Pharmacopoeia of Hospital of Integrated Medicine,* Chennai, Indien)

Zucker (*Sarkara)*	1,356 Kg
Asvagandha curna-Wurzelpulver	192 g
Hemi desmus indicus (*Sariva curna*-Wurzel)	192 g
Kreuzkümmelpulver (*Jiraka curna*-Frucht)	192 g
Colchium-Pulver (*Madhusnuhi curna*-Rhizom)	192 g
Weintrauben (*Draksa*-Trockenobst)	192 g
Geklärte Butter (*Grhta)*	226 g
Honig	452 g
Zimtpulver (*ela curna*-Samen)	24 g
Wasser	452 ml

❊ *Dosierung:* 6 – 12 g
Diese Substanz (*Anupana)* ist mit Milch einzunehmen.
Therapeutische Eigenschaften: Balaya (stärkend), *rasayana* (gesundheitsfördernd), *vajikarana* (verjüngend).

Makaradhvaja

(Quelle: *Bhaisajyaratnavadi Vajikaranadhikara: 237-338)*

Gold (*Svarna)*	12 g
Quecksilber (*Parada)*	96 g
Schwefel (*Gandhaka)*	288 g
Saft der roten Blüten des Seiden-Baumwoll-Baumes (*Rakta karpasa Kusuma)*	Q.S. (zur Pulverisierung)
Saft der Aloe vera (*Kumari)*	Q.S. (zur Pulverisierung)

Herstellungsmethode: Gereinigtes Quecksilber wird in einen *Khalva* (Mörser und Stößel) zerstoßen und gereinigtes *Svarna Patra* (Blattgold) durch Zerreiben zerkleinert. Diesem wird langsam, in kleinen Mengen gereinigtes *Gandhaka curna* (Schwefelpulver) hinzugefügt und das Ganze wird zu *Kajjali,* einem schwarzen Pulver, zerstoßen. Danach werden nacheinander die *Svarasas* bzw. Säfte hinzugefügt. Alles wird getrocknet und in eine *Kacakupi* (Glasflasche) gegeben, die dann wie üblich im *Valuka Yantra* (mit Sand gefülltes Gefäß) erhitzt wird.

✻ *Dosierung:* 125 mg

Die Substanz (*Anuppana)* ist mit Betelblättern, Milch und Honig einzunehmen.

*Therapeutische Eigenschaften: Hrddaurbalya (*gegen Herzschwäche), *Rasayana* (gesundheitsfördernd) und wird von *Vajikarana*-Therapien verwendet.

Es sollen kurz noch ein paar andere Beispiele solcher aphrodisischer Präparate genannt werden, wie *Satavari Modaka* (Bällchen auf Spargel-Basis), *Sukramatrka Vati* (Pillen zur Förderung der Spermaproduktion), *Sukrastambhaka Vati* (Pillen zur Verzögerung des Samenergusses) und *Navaratnarajamrganka Rasa* (Pillen aus Edelsteinen). Das letztere Mittel setzt sich aus 57 Bestandteilen zusammen und wird auf sehr umständliche und zeitaufwendige Art zubereitet. Das Rezept dafür ist im *Yogaratnakara Rajayaksma Chikitsa,* Seite 331, zu finden.

Außer diesen kompliziert herzustellenden Rezepturen mit Kräutern, Mineralien und Substanzen aus der Tierwelt gibt es Nahrungsmittel, die in Haushalten in allen Teilen der Erde zu finden sind und aphrodisische Eigenschaften besitzen. Es gibt aber auch Nahrungsmittel, deren Verzehr bei einer aphrodisischen Behandlung verboten ist.

Unter den Meeresfrüchten werden die Folgenden empfohlen: Hummer, Krebse, Garnelen und Krabben.

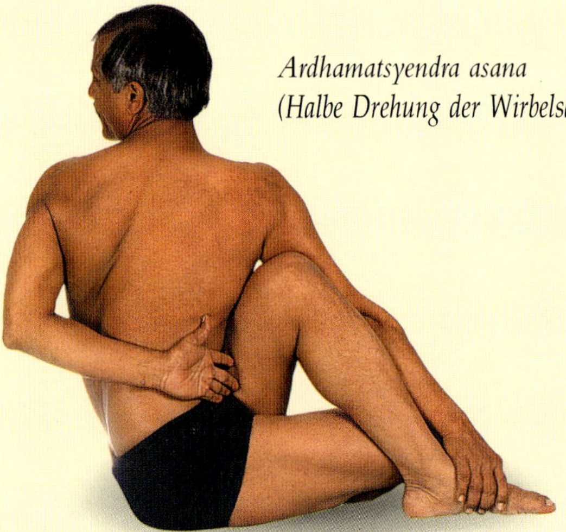

Ardhamatsyendra asana
(Halbe Drehung der Wirbelsäule)

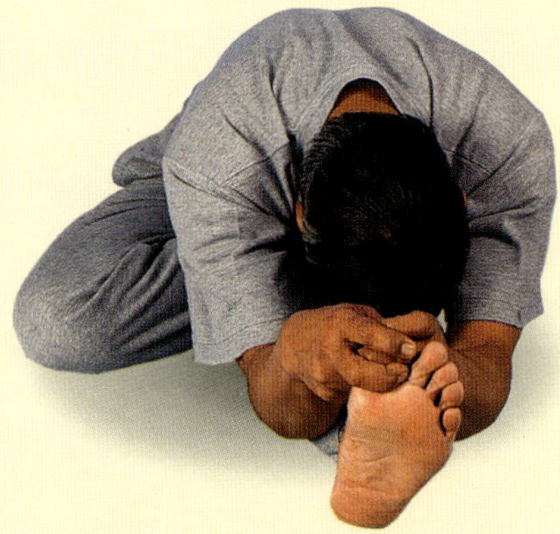

Janu Sirsa asana
(Knie- und Hand-Haltung)

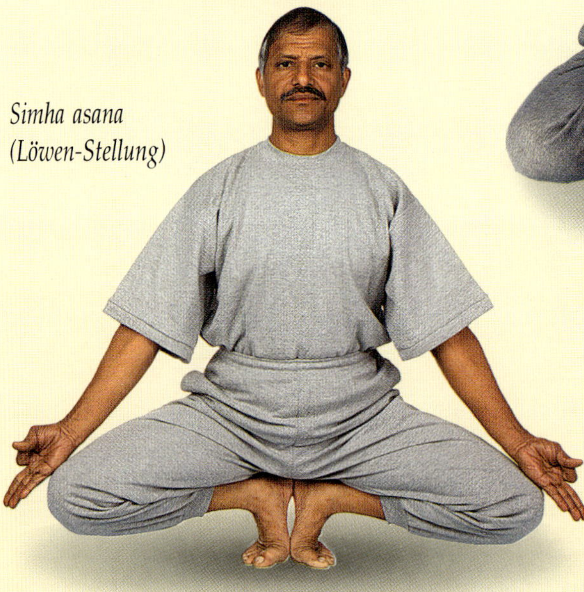

Simha asana
(Löwen-Stellung)

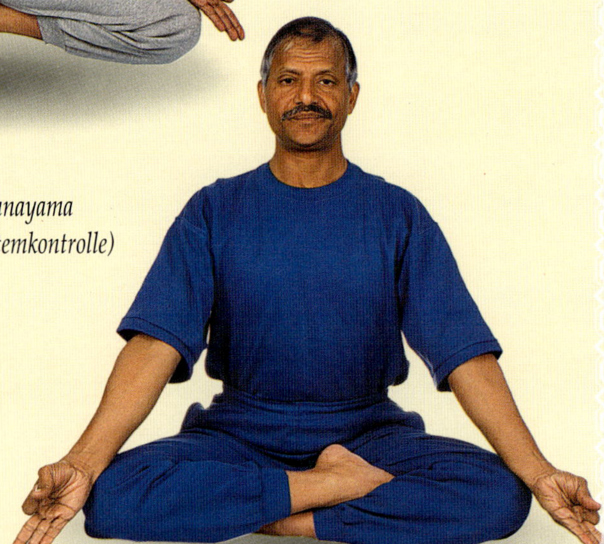

Pranayama
(Atemkontrolle)

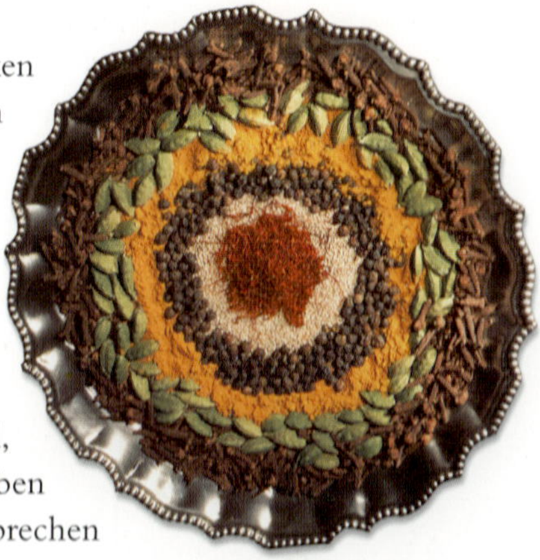

Hühner, Spatzenfleisch und Eier wirken sich förderlich auf die Samen-produktion aus. Pilze, Artischocken und Spargel werden aus dem gleichen Grund empfohlen wie Gewürze und Zutaten wie Kreuzkümmel, Kardamom, Nelken, Ingwer, Knoblauch und Rohzucker. Nüsse wie Mandeln, Kaschu, Pistazien werden ebenso empfohlen. Joghurt, Alkohol, Tabak, Koriander, Cannabis und Heroin haben Eigenschaften, die denen der Milch widersprechen und die Samenbildung behindern.

Alle oben aufgeführten Nahrungsmittel und Rezepturen helfen, sexuelle Erfüllung zu finden und den Körper für sexuelle Aktivitäten fit zu machen.

Eine andere Möglichkeit zur Bewältigung sexueller Probleme ist das Yoga, eine in sich geschlossene Wissenschaft. Das *Hatha* Yoga empfiehlt in diesem Zusammenhang die folgenden Übungen bzw. *Asanas:*

Pascimottana asana (Streckhaltung für das Gesäß), *Janusira asana (*Knie- und Kopfübung), *Dhanur asana, Sirsa asana* (Kopfstand-Haltung), *Ardha-matsyendrasana (*Halbe Drehung der Wirbelsäule), *Simha asana (*Löwen-Haltung), *Siddha asana (*Perfekte Haltung), *Baddhapadma asana (*Lotos-Haltung), *Goraksa asana* (Hirten-Haltung), *Mula bandha (*Yogische Haltung), *Uiddiyana bandha (*Yogische Haltung), *Nadi shodana* (Atemübung), *Anatarika kumbhaka* (Anhalten des Atems während der Atemübung), *Dhyana* (Meditation), *Pranayama (*Atemkontrolle).

Wenn diese Übungen unter Aufsicht eines erfahrenen Lehrers ausgeführt werden, kann Yoga für Körper wie Geist von großem Vorteil sein.

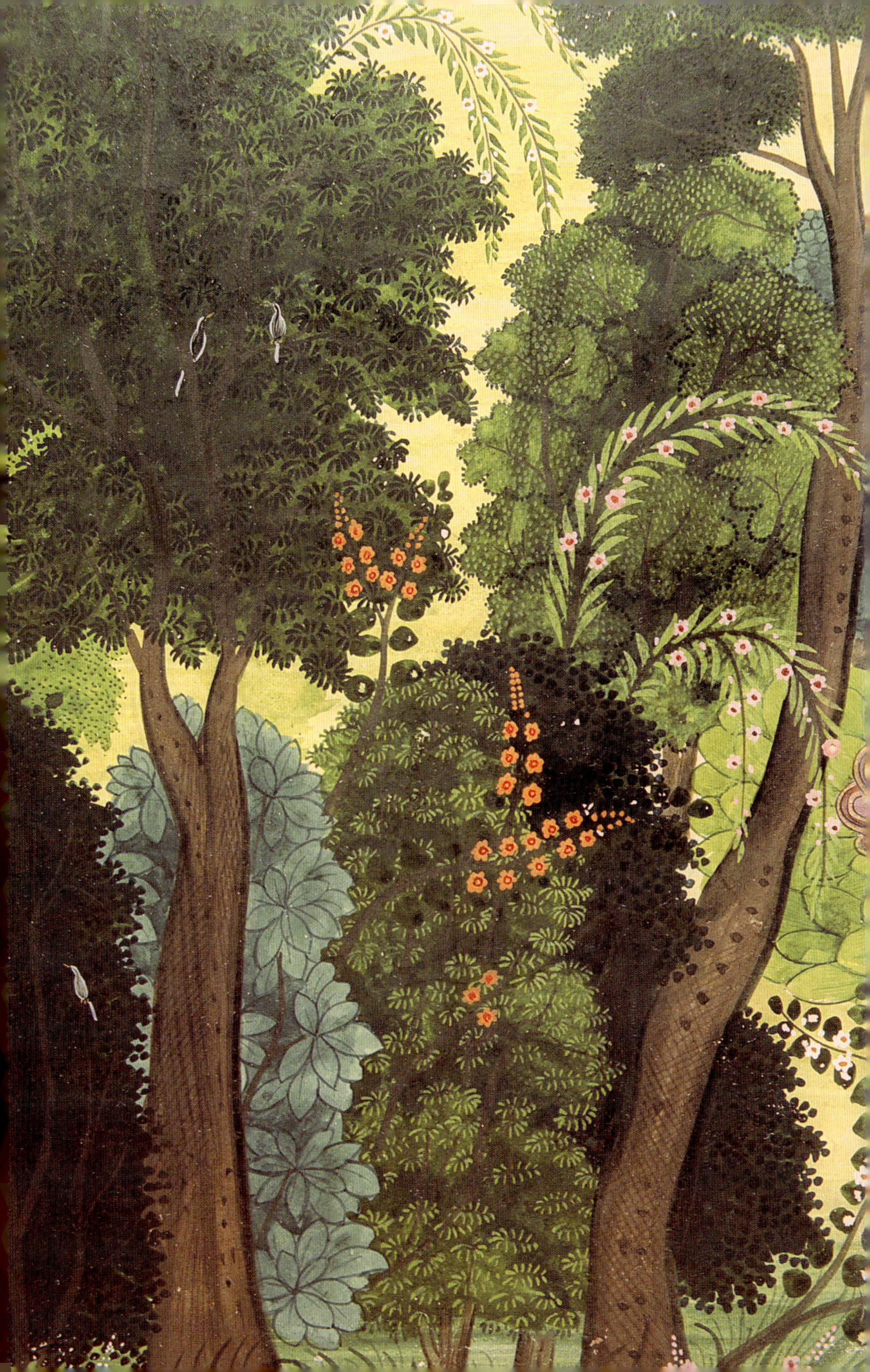

Pflanzen, Kräuter und Substanzen, die als Aphrodisiaka verwendet werden

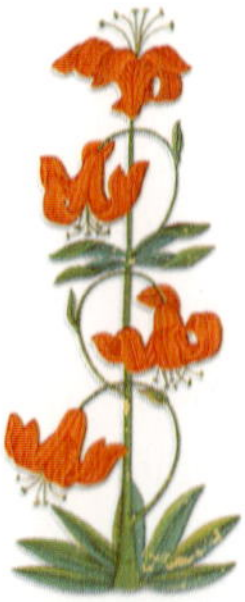

JUCKBOHNE ✦ *Atmagupta*
Mucuna pruriens

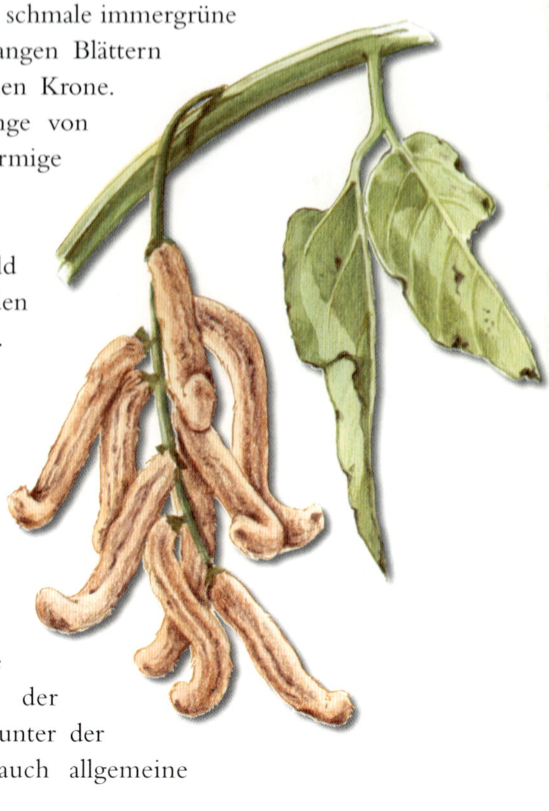

Beschreibung: Es handelt sich um eine schmale immergrüne Kletterpflanze mit 15 bis 22 cm langen Blättern und Blüten mit einer purpurfarbenen Krone. Die Samenkapseln haben eine Länge von 5 bis 7 cm und weiße, bohnenförmige Samen.

Standort: Die Juckbohne wächst wild in den Ausläufern des Himalayas, den Flachländern Indiens und Sri Lankas.

Nutzen für die Fortpflanzungsorgane: Diese Pflanze wurde erfolgreich zur Stärkung der männlichen Potenz getestet. Sie wird gewöhnlich mit anderen Medikamenten kombiniert.

Allgemeine Anwendung: Es wurde festgestellt, dass sie nützlich bei der Behandlung von Patienten ist, die unter der Parkinson-Krankheit leiden, und auch allgemeine Schwächeerscheinungen beseitigt.

BOCKSHORNKLEE ✦ *Methi*
Trigonella Foenum-graecum

Beschreibung: Bockshornklee ist ein kleines Gewächs mit einer Höhe von 1-2 Fuß. Seine Blätter sind dreigeteilt, rundlich und 1-1½ Zoll lang. Die Blüten sind weiß oder gelb, einzeln oder doppelt und erscheinen zusammen mit den jungen Blättern. Die Samen befinden sich in Samenkapseln, die knappe sechs Zentimeter lang und haarig sind.

Standort: Dieses Kraut ist ein immergrünes, wild wachsendes Gewächs. Es ist hauptsächlich in Kaschmir, Punjab, Mumbai und Chennai zu finden, wird aber auch angebaut.

Nutzen für die Fortpflanzungsorgane: Bockshornklee-Samen haben eine aphrodisische Wirkung und können die Monatsblutung einleiten. Außerdem sind sie harntreibend. Sie werden zur Zubereitung eines bestimmten Breis verwendet und stillenden Müttern gegeben. Mit Zäpfchen aus Bockshornklee wird Weißfluss behandelt.

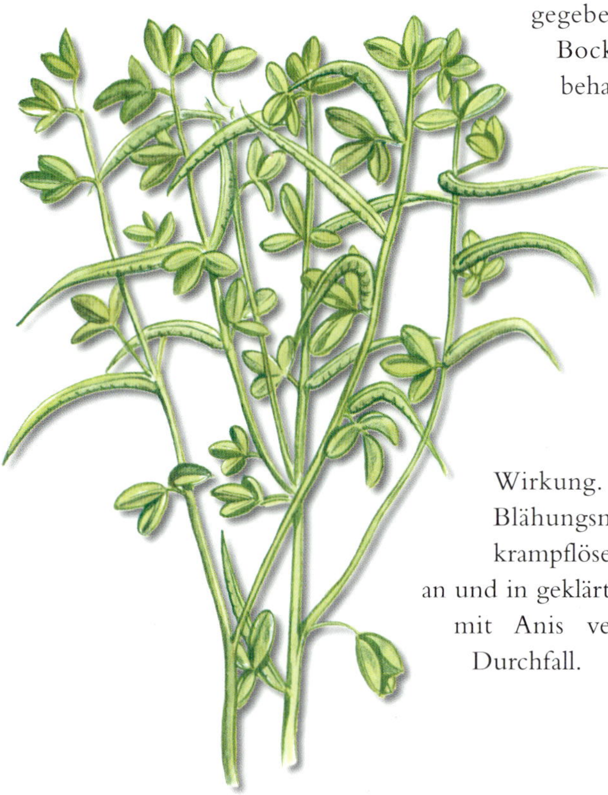

Allgemeine Anwendung: Die zarten Triebe dieser Pflanze, ihre aromatischen Blätter und getrockneten Samen werden gern in der indischen Küche verwendet. Die Samen sind schleimig, harntreibend und haben eine lindernde Wirkung. Sie sind ein Tonikum, Blähungsmittel, Adstringens und krampflösend. Sie regen den Appetit an und in geklärter Butter *(Ghee)* geröstet und mit Anis vermischt helfen sie gegen Durchfall.

MIMOSE ✦ *Lajjalu*
Mimosa pudica

Beschreibung: Die Mimose reagiert auf die leiseste Berührung und ist ein schnell wachsendes, weit verbreitetes Gewächs. Stängel und Stiele sind dornig und haben lange Stacheln. Die Blätter sind kompakt und reagieren auf Berührungen. Die Blättchen erscheinen paarweise in 15-20 Paaren. Ihre Wurzeln verzweigen sich in alle Himmelsrichtungen und sind rötlichbraun, zylinderförmig und nach unten hin schmaler werdend. Die Blüten sind malvenfarben bis pink und haben einen winzigen Kelch. Die Samenkapseln sind mit feinen Borsten überzogen. Wurzeln, Blätter und Samen werden zur Herstellung von Heilmitteln verwendet.

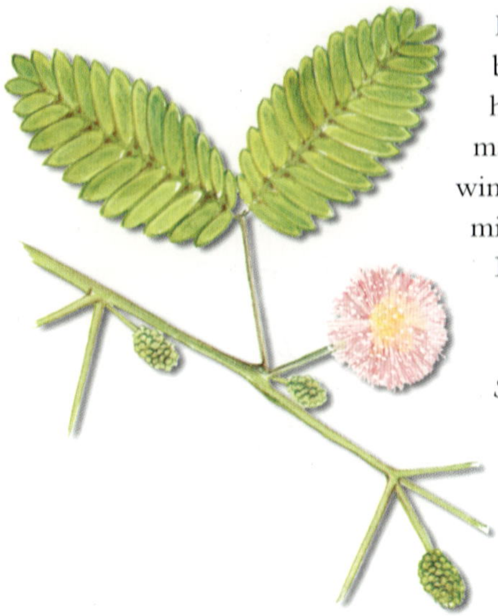

Standort: Dieser Strauch wächst wild als Unkraut in Indiens feuchtheißen Regionen. Er ist auch in den tropischen Regionen Afrikas, Amerikas und Brasiliens zu finden.

Nutzen für die Fortpflanzungsorgane: Die Nutzung der Mimose als Heilmittel wird bei Charaka wie auch Susruta erwähnt. Sie wird gewöhnlich bei Blutungsproblemen wie zu starker Monatsblutung verwendet. Aus den Wurzeln wird ein Dekokt zubereitet, das bei Problemen mit der Harnröhre hilft und auch aphrodisische Eigenschaften besitzen soll. Ihre Samen steigern die Spermaproduktion, Zeugungskraft und Vitalität. Mit dieser Pflanze wird auch Leukorrhöe behandelt.

Allgemeine Verwendung: Die zu Pulver zerstoßenen Wurzeln und Blätter werden zur Behandlung von Hämorrhoiden und Fisteln verwendet. Der aus den Blättern gewonnene Saft besitzt antiseptische Eigenschaften und hilft, das Blut zu reinigen.

BRECHNUSS ✦ *Visa-musti*

Strychnos nuxvomica

Beschreibung: Die Blätter sind glänzend und von elliptischer Gestalt. Er trägt grünlich-weiße Blüten, während seine Früchte die Gestalt bitterer roter Beeren haben.

Standort: Er ist als wildwachsender Baum in den Dschungeln an der Ost- und Westküste Tamil Nadus, Keralas und Orissas zu finden.

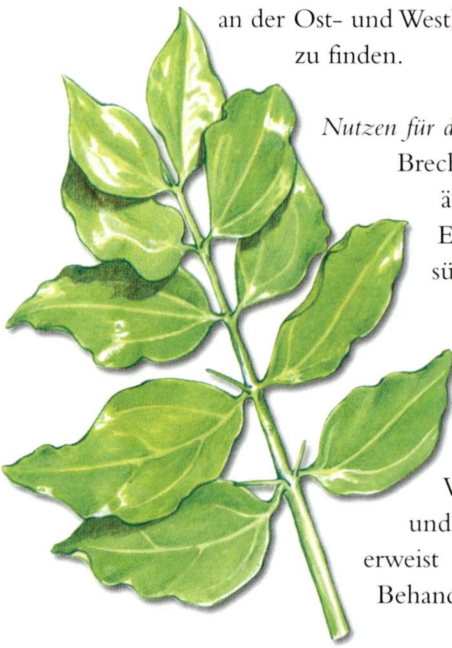

Nutzen für die Fortpflanzungsorgane: Die Samen der Brechnuss müssen vorsichtig und nur unter ärztlicher Aufsicht verwendet werden. Eine regelmäßige Einnahme kann süchtig machen. Sie besitzen aphrodisische Eigenschaften und sind sehr wirkungsvoll im Fall von Impotenz.

Allgemeine Verwendung: Brechnuss in gereinigter Form hilft gegen Verstopfung, bei Verdauungsschwächen und ähnlichen Funktionsstörungen. Sie erweist sich auch als sehr wirksam bei der Behandlung von Asthma und Epilepsie.

STICHWEIN ✦ *Goksura*

Tribulus terrestris

Beschreibung: Ein immergrünes Rankengengewächs, dessen Früchte kugelförmig sind und mehrere Samen enthalten.

Standort: Stichwein wächst wild auf feuchten Böden in allen Teilen Indiens und in Afrika in Höhen bis zu 3000 m.

Nutzen für die Fortpflanzungsorgane: Stichwein ist zusammen mit anderen Heilmitteln Bestandteil vieler hervorragender aphrodisischer Rezepturen, insbesondere für ältere Menschen. Er kontrolliert Blutungen, insbesondere der Harnröhre. Aus dieser Pflanze und ihren getrockneten, stacheligen Früchten wird eine Infusionslösung gewonnen, mit der Spermatorrhöe, Funktionsstörungen der Harnwege, Erkrankungen der Geschlechts- und Harnorgane wie Dysurie, Gonorrhöe, Inkontinenz, Gebärmutterbeschwerden nach der Entbindung und Impotenz behandelt werden.

Allgemeine Verwendung: Die zu Pulver zerstoßenen und mit anderen Zutaten wie *Asvagandha,* Honig und Milch, vermischten Früchte sind wirksam bei der Behandlung von Schwindsucht und helfen gegen Husten. Die mit anderen Mitteln wie *Kokolaksa eranda,* wilder Aubergine und Nachtschattengewächs, Milch und süßem Joghurt zerstoßenen Wurzeln helfen bei der Auflösung von Nieren- und Gallensteinen. Stichwein ist Grundbestandteil mehrerer Präparate, die das Haarwachstum fördern und bei Lumbago helfen.

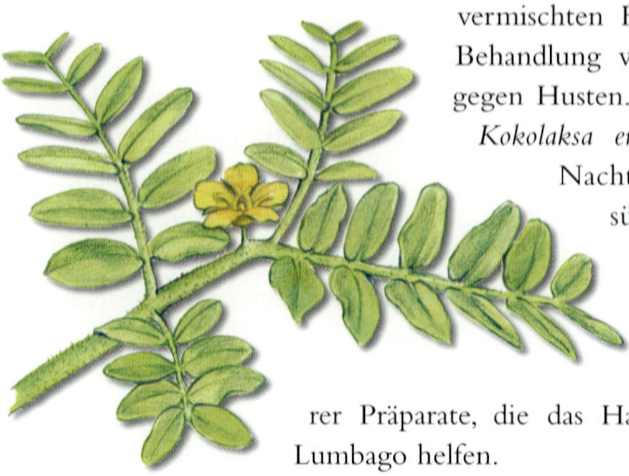

MALVE ✦ *Bala*
Sida cordifolia

Beschreibung: Diese Pflanze erreicht eine Höhe von 1-5 Fuß und hat dicke Wurzeln (worauf der Name *Bala* zurückzuführen ist). Es ist ein kleines, weitverzweigtes und haariges Kraut. Die Blätter sind zwischen 2,5 und 5 cm lang, eiförmig, mit 1,2-3,8 cm langen Blattstielen. Ihre Blüten sind klein und gelb und ihre Früchte wirken wie Kapseln mit einem Durchmesser von 6-8 mm.

Standort: Dieses kleine Heilkraut wächst in den Ebenen Indiens, wo es feucht und warm ist.

Nutzen für die Fortpflanzungsorgane: Malve ist eines der wichtigsten und vielseitigsten Heilmittel des

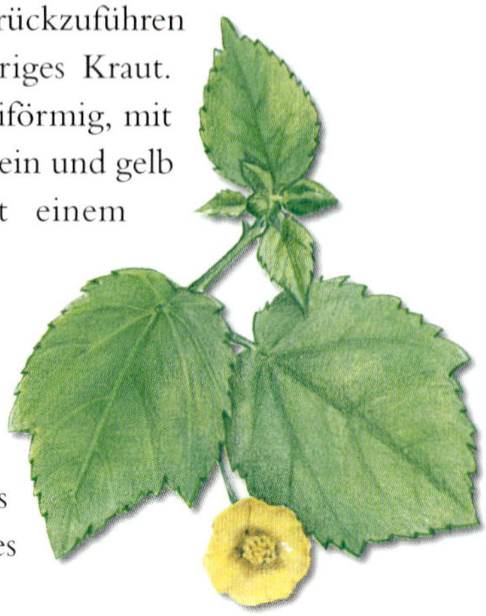

Ayurveda. Die Samen werden zur Behandlung von Gonorrhöe verwendet. Ihr Saft hilft gegen Spermatorrhöe, während ein Präparat, das sich zusätzlich noch aus anderen Heilmitteln zusammensetzt, Erkrankungen der Forpflanzungsorgane heilen soll. Die zu Pulver zerstoßene Rinde der Wurzeln ist Bestandteil einer Rezeptur, mit der häufiges Harnlassen und Leukorrhöe behandelt wird. Die Wurzeln kräftigen die Scheide und erleichtern die Entbindung. Die Samen werden zusammen mit anderen Bestandteilen als Aphrodisiakum verwendet. Sie helfen bei Impotenz, Störungen der Samenproduktion und steigern die Spermienzahl.

Allgemeine Verwendung: Diese Pflanze besitzt krampflösende und fiebersenkende Eigenschaften. Sie hilft bei der Behandlung von Bronchialspasmen, Husten und Fieber. Das Öl der Malve wird bei schweren Entbindungen verwendet. Milch, die mit einem Malve-Dekokt gekocht und zweimal täglich getrunken wird, verringert den Entbindungsschmerz. Sie wird auch zur Behandlung von Vergrößerungen des Skrotums verwendet.

SANDELHOIZ ✦ *Chandana*

Santalum album

Beschreibung: Der Sandelholzbaum ist ein kleiner immergrüner Baum mit nach unten hängenden Ästen. Das Hartholz hat eine gelblich-braune Farbe und einen aromatischen Duft. Die Blätter sind elliptisch, lang und schmal und die Blüten rotbräunlich und geruchlos.

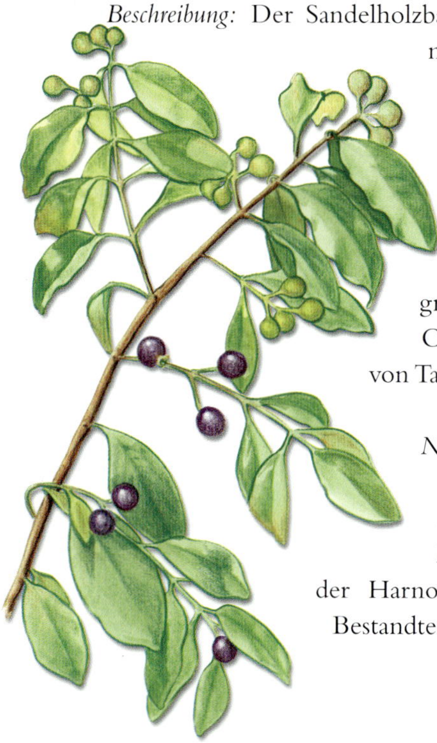

Standort: Er wächst wild und wird in großen Gebieten von Mysore und Coorg, Coimbatore, Salem und den südlichen Teilen von Tamil Nadu angebaut.

Nutzen für die Fortpflanzungsorgane: Sandelholz ist ein beliebtes Mittel zur Behandlung von Blutungen der Harnwege und Pruriginosa. Mit ihm werden außerdem Infektionen der Harnorgane behandelt und es ist ein wichtiger Bestandteil aphrodisischer Präparate.

Allgemeine Verwendung: Mit Wasser zu einer Paste zerstoßen, wird er auf Entzündungen aufgetragen, bei Fieber auf die Schläfen und auf erkrankte Haut.

TROMMELSTOCK-BAUM ✦ *Sirisa*
Albizzia lebbeck

Beschreibung: Es handelt sich um einen großen, 50-60 Fuß hohen Baum, der wild wächst und auch als Schattenspender am Straßenrand angepflanzt wird. Die Blätter sind kompakt angeordnet, mit 4-8 Paaren an jedem Stängel. Die Samenhülsen sind etwa 6 Zoll lang und 1 Zoll breit und enthalten 8-10 runde braune Samen.

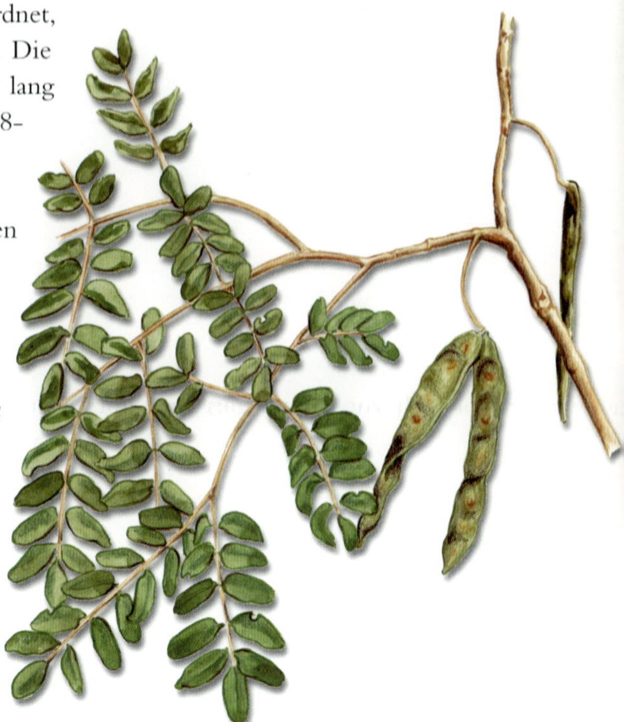

Standort: Er ist in allen Teilen Indiens zu finden.

Nutzen für die Fortpflanzungsorgane: Mit Trommelstock *(Sirisa)* und *Arjuna* behandeltes Wasser wird als postoperative Maßnahme und bei Störungen am Fötus getrunken. Es fördert ebenso die Virilität.

Allgemeine Verwendung: Der Saft der Trommelstock-Blüten erwies sich als sehr wirksam bei der Behandlung von Beschwerden, die *Kapha* (Phlegma) und *Pitta* (Gallensäfte) betreffen. Trommelstock-Blüten werden zum Herstellen einer Reihe von Rezepturen für jede Art von Asthma verwendet. Trommelstock, der mit anderen Bestandteilen kombiniert wird, ist ein sehr wirksames Antidot für bestimmte Gifte und heilt Insektenbisse, insbesondere giftige.

HIBISKUS ✦ *Japa kusume*
Hibiscus rosa-sinensis

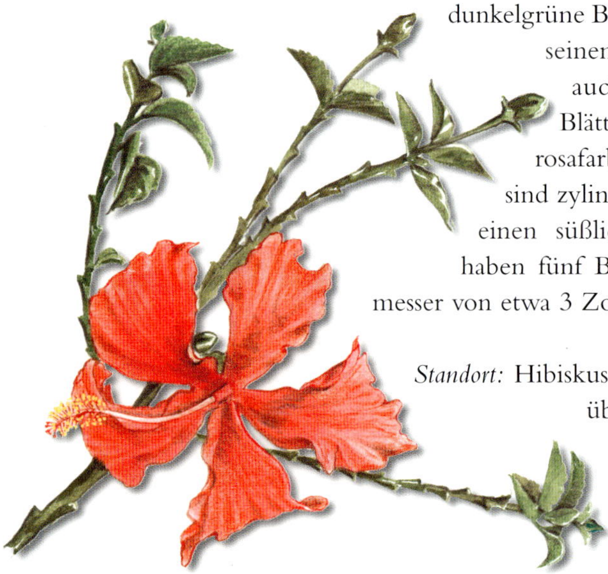

Beschreibung: Ein blühendes Gewächs, dessen dunkelgrüne Blätter einen schönen Kontrast zu seinen roten Blüten bilden. Es gibt auch Kreuzungen mit helleren Blättern und weißen, gelben und rosafarbenen Blüten. Seine Wurzeln sind zylinderförmig, schleimig und haben einen süßlichen Geschmack. Die Blüten haben fünf Blütenblätter und einen Durchmesser von etwa 3 Zoll.

Standort: Hibiskus wird als Zierpflanze in Gärten überall in Indien gehalten.

Nutzen für die Fortpflanzungsorgane: In den Schriften des Ayurveda heißt es, Hibiskus-Blüten hätten empfängnisverhütende Eigenschaften. Der Saft der zerdrückten Blüten wird mit Zucker als Hausmittel zur Kontrolle starker Gebärmutterblutungen genommen. Mit ihm werden auch starke Monatsblutungen behandelt. Hibiskus wurde auch bereits als Verhütungsmittel getestet. Er wird zur Heilung von Impotenz und zur Förderung der Virilität verwendet.

Allgemeine Verwendung: Aus den Blütenblättern wird eine schwarze Haarfarbe gewonnen.

KASCHUAPFEL (NIERENBAUM) ✦ *Bhallataka*
Somecarpus anacardium

Beschreibung: Dieser Baum erreicht eine Höhe von 20-30 Fuß. Seine Blätter sind 3-8 Zoll lang und 5-12 Zoll breit. Sie wachsen am Ende zarter Zweige. Die Früchte sind saftig und in reifem Zustand gelb. Die Samen erscheinen oben am Thalamus und sind in ausgereiftem Zustand schwarz. Entfernt man ihre äußere Schale, so taucht kaschunussartiges Fruchtfleich auf, das essbar ist.

Um allergische Reaktionen zu vermeiden, werden diese Samen erst nach einer Weiterbehandlung (*Sodhana* genannt) verwendet. Sie werden mit Ziegelsteinstaub abgerieben, mit warmem Wasser gewaschen und dann zur Entgiftung in Milch gekocht.

Standort: Er wächst wild in den Wäldern des östlichen Indiens.

Nutzen für die Fortpflanzungsorgane: Der Kaschuapfel ist ein Aphrodisiakum zur Kräftigung des männlichen Geschlechtsorgans. Mit ihm wird auch Dysmenorrhö behandelt.

Allgemeine Verwendung: Mit ihm werden Verdauungsstörungen behandelt, chronische Verstopfung, Ischias, chronisches Fieber, Vergrößerung von Leber und Milz, Leukoderma, Ekzeme, Schuppenflechte und allgemeine Schwächen. Er hilft auch gegen Darmwürmer.

MOSCHUS ✦ *Kasturi*
Moschus moschiferus

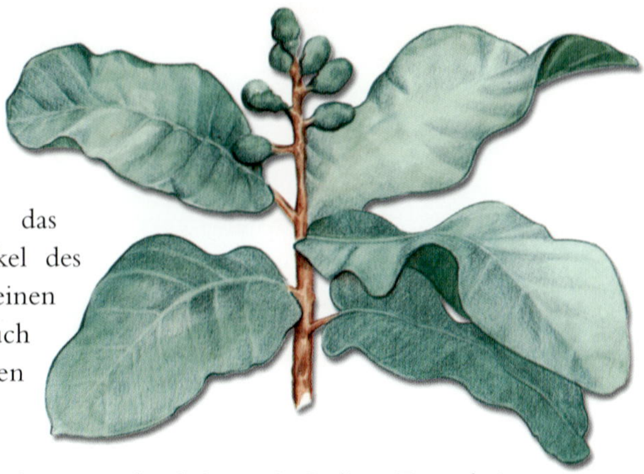

Beschreibung: Moschus ist das getrocknete Sekret der Follikel des Moschusochsen. Es strömt einen starken, lang anhaltenden Geruch aus und hat einen bitteren Geschmack.

Standort: Moschustiere sind in China, Russland, Assam in Indien, Zentralasien und in den Pinienwäldern und unzugänglichen felsigen Regionen des Himalayas in etwa 8000 Fuß Höhe zu finden. Der beste Moschus wird nach der Brunstzeit eingesammelt, wenn das Männchen mit seinem Huf den Moschusbeutel aufbricht und seinen Inhalt auf den Boden entleert, um das weibliche Tier anzulocken.

Nutzen für die Fortpflanzungsorgane: Moschus ist ein Stimulans und Aphrodisiakum.

Allgemeine Verwendung: Es ist schmerzlindernd, krampflösend, ein Expektorans und Abführmittel.

INDISCHES KUDJU ✦ *Vidari*

Ipomoea digitata

Beschreibung: Das indische Kudju, eine Schlingpflanze, ist ein immergrünes Gewächs, dessen Stängel lang, dick, ineinander verschlungen und zäh sind. Die Blätter sind breit wie eine Handfläche und tief unterteilt. Die Blüten sind rosa und die Samen sind mit bräunlichem Haar bedeckt.

Standort: Es ist in den Bergen des Konkan, Deccan, in Karnataka, Orissa, Bihar, dem Himalaya und Nepal zu finden. Ganz besonders üppig wächst es in feucht-warmen Regionen.

Nutzen für die Fortpflanzungsorgane: Mit ihm wird ein Rückgang der Milchabsonderung und allgemeine Schwächen behandelt. Es fördert die Samenproduktion und ist ein Aphrodisiakum.

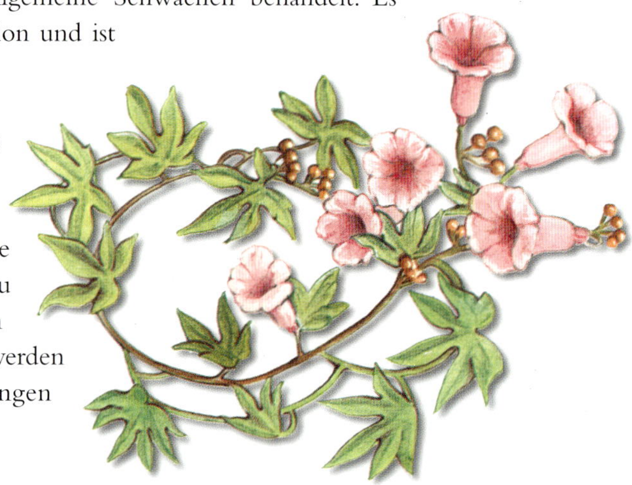

Allgemeine Verwendung: Es wird als fiebersenkendes Mittel verschrieben und hat eine kühlende Wirkung. Indisches Kudju wird zuweilen als Tonikum verschrieben. Mit ihm werden auch Mandelentzündungen behandelt.

SAFRAN ✦ *Kesara*

Crocus sativus

Beschreibung: Diese Pflanze hat eine zwiebelförmige Knolle und wird 1-1½ Fuß hoch. Sie produziert 10 bis 15 Jahre lang gelbe Blüten. Die Staubgefäße sind dreiteilig und haben leuchtend orangefarbene Stigmata, die getrocknet verwendet werden.

Standort: Safran wurde aus Kleinasien nach Indien importiert und wächst heute hauptsächlich in Kaschmir. Von besonders guter Qualität ist spanischer Safran. Safran wird außerdem in Frankreich, Italien und der Türkei angebaut.

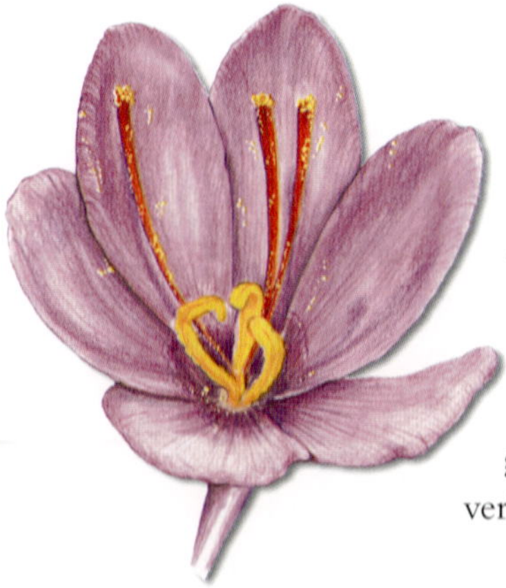

Nutzen für die Fortpflanzungsorgane: Safran soll aphrodisische Eigenschaften besitzen und kann bedenkenlos in kleinen Mengen genommen werden. Er hilft bei allgemeinen Schwächeerscheinungen.

Allgemeine Verwendung: Mit ihm werden gewöhnlich Husten, Erkältungen und Appetitverlust behandelt.

INDISCHE ALOE ✦ *Kumari*

Aloe indica

Beschreibung: Aloe hat lange, fleischige, lanzettenförmige Blätter ohne Stängel mit einer scharfen Spitze und dornigen Kanten. Die Farbe ändert sich von Spezies zu Spezies, ist aber generell grün, grau oder braun.

Standort: Ihre ursprüngliche Heimat ist Ost- und Südafrika. Heute wächst sie wild in allen Regionen Indiens und wird überall in Indien angebaut.

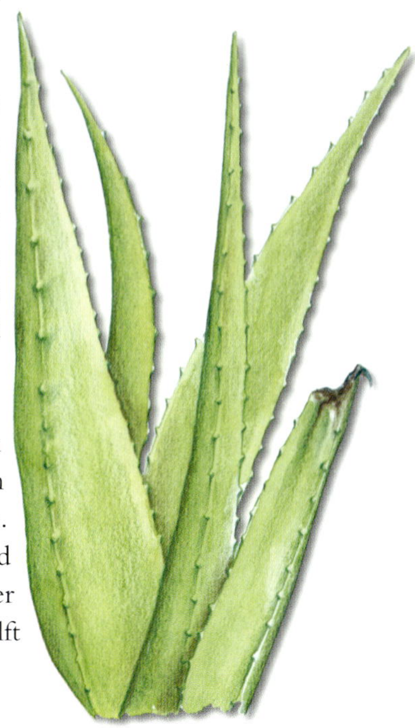

Nutzen für die Fortpflanzungsorgane: Sie wird als Mittel zur Einleitung der Monatsblutung wie auch zur Förderung der Virilität verwendet. Mit dem frisch aus ihren Blättern gewonnenen Saft wird die Gebärmutter behandelt wie auch Dysurie. Eine mit Kreuzkümmel vermischte Paste aus ihrem Saft hilft bei Entzündungen des männlichen Glieds und Abszessen.

Allgemeine Verwendung: Mit ihren Blättern werden Magengeschwüre behandelt, während die Wurzeln zur Behandlung von Koliken verwendet werden. Ein Gemisch aus ihrem frisch gepressten Saft und anderen Zutaten lindert Schmerzen, die von einer Vergrößerung der Milz verursacht werden, und hilft bei Skrofulose, Epilepsie und Herzklopfen.

PUTRAJIVAKA

Putranjiva roxburghii

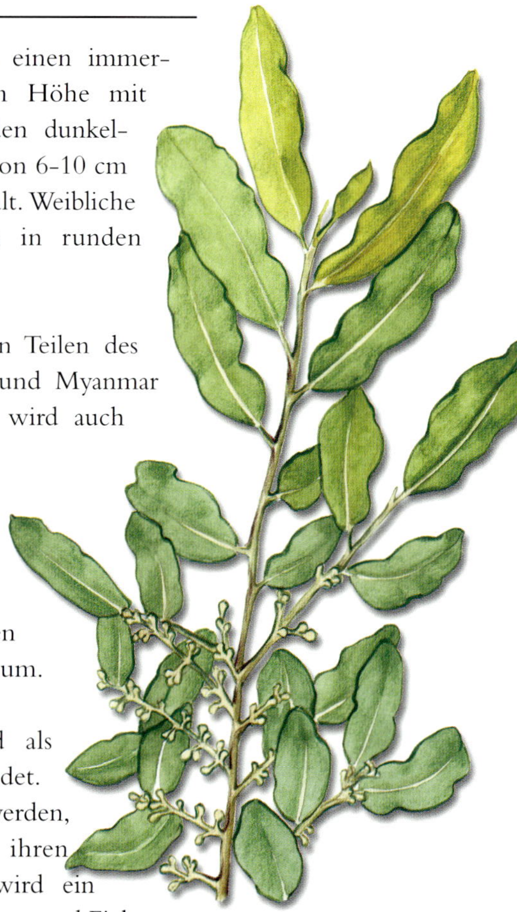

Beschreibung: Es handelt sich um einen immergrünen Baum von 9 bis 12 m Höhe mit ausladendem Geäst. Die glänzenden dunkelgrünen Blätter haben eine Größe von 6-10 cm x 2,2-3,8 cm und elliptische Gestalt. Weibliche und männliche Blüten wachsen in runden Büscheln.

Standort: Dieser Baum ist in allen Teilen des tropischen Indiens, in Sri Lanka und Myanmar beheimatet. Er wächst wild und wird auch angepflanzt.

Nutzen für die Fortpflanzungsorgane: Diese Pflanze verströmt einen starken Duft, hat eine kühlende Wirkung, einen beißenden Geschmack und ist ein Aphrodisiakum.

Allgemeine Verwendung: Sie wird als Abführ- und Blasenmittel verwendet. Sie ist wirksam bei Gallenbeschwerden, Durst und Elephantiasis. Aus ihren Blättern, Früchten und Samen wird ein Dekokt zubereitet, das bei Erkältungen und Fieber hilft.

TEUFELSDRECK ✦ *Hingu*

Ferula narthex

Beschreibung: Teufelsdreck ist ein aromatisches Harz, das durch das Anschneiden der Wurzeln junger Pflanzen gewonnen wird. Von ihm gibt es mehrere Arten.

Standort: Er wächst wild im Punjab und im indischen Kaschmir-Tal, im Iran und in Afghanistan. Er hat eine diuretische und aphrodisische Wirkung und fördert die Monatsblutung. Er wurde auch als wirksam bei der Behandlung von regelmäßigen Fehlgeburten befunden. Bei vermuteter Schwangerschaft werden Pillen aus Teufelsdreck in allmählich stärker werdenden Dosierungen verordnet. Später wird die Dosis bis zur Entbindung reduziert.

Allgemeine Verwendung: Mit anderen Zutaten kombiniert, hilft er bei Blähungen, Koliken, Leberschwächen und Verdauungsstörungen.

DER HEILIGE LOTOS ✦ *Kamala/Pankaja*
Nelumbo nucifera

Beschreibung: Diese Wasserpflanze hat ein festes, gelblich-weißes oder bräunliches Rhizom. Ihre Blätter und Blüten schwimmen auf dem Wasser. Ihre Blüten sind meist rötlich, können aber auch weiß sein. Der weiße Lotos ist sehr selten. Es ist eine heilige Pflanze, die in weiten Teilen Indiens bei religiösen Zeremonien verwendet und von Hindus, Jain und Buddhisten verehrt wird.

Standort: Die Spezies mit den roten Blüten ist in Teichen und Seen in ganz Indien zu finden.

Nutzen für die Fortpflanzungsorgane: Lotos ist wirksam bei der Behandlung von Blutungsproblemen und wird gewöhnlich zur Empfängnis und normalen Entwicklung des Fötus verschrieben. Er wurde als sehr wirksam bei der Behandlung von internen Wachstumsstörungen der Gebärmutter und bei starken Monatsblutungen befunden. Seine Samen werden als Aphrodisiakum verwendet.

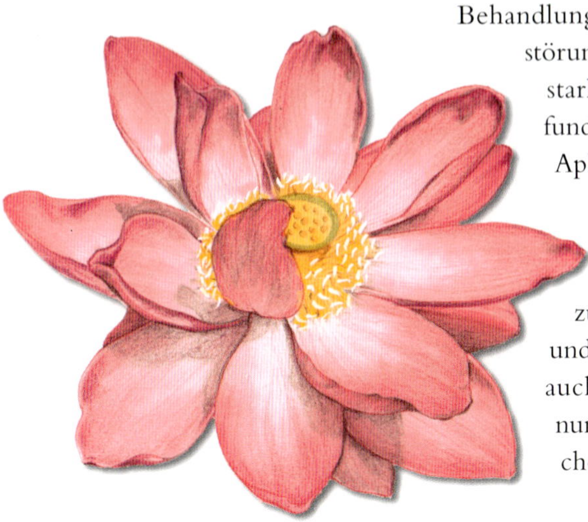

Allgemeine Verwendung: Die fleischigen Rhizome werden zur Behandlung von Durchfall und Ruhr verwendet. Lotos hilft auch bei Erschöpfungserscheinungen und allgemeinen Schwächeerscheinungen.

WEISSER MUSALI ✦ *Saveta musali*

Asparagus adscendens

Beschreibung: Musali ist eine lange, schmale und stachelige Pflanze, die gerade und hochauf wächst. Die Rhizome, die eine Dicke zwischen 0,25 und 0,50 cm haben, sind weiß.

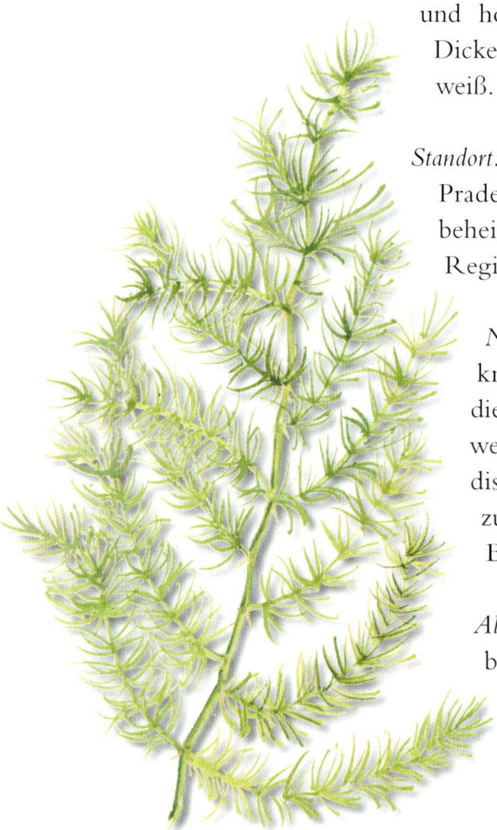

Standort: Diese Pflanze ist im Gujarat, in Madhya Pradesh und Hardwar in Uttar Pradesh beheimatet und wächst auch in den Himalaya-Regionen.

Nutzen für die Fortpflanzungsorgane: Die knollenartigen Wurzeln und Rhizome dieser Pflanze werden als Heilmittel verwendet. Sie sind ein wirksames Aphrodisiakum und helfen, die Spermienzahl zu steigern. Ansonsten helfen sie bei der Bekämpfung allgemeiner Schwächen.

Allgemeine Verwendung: Die Knollen helfen bei der Behandlung von Hämorrhoiden, Asthma, Gelbsucht, Durchfall und Koliken.

SPARGEL ✦ *Satavari*

Asparagus racemosus

Beschreibung: Es handelt sich um eine Kletterpflanze, die eine Länge bis zu 2 m erreicht. Ihre Blätter sind klein und ebenförmig und ähneln Tannenadeln. Winzige weiße Blüten wachsen in kleinen Ähren. Die Wurzeln wachsen in Büscheln und haben die Gestalt von Fingern.

Standort: Diese Kletterpflanze wächst überall in Indien im Unterholz der Wälder und wird in Gärten und Parkanlagen als Zierpflanze gezogen.

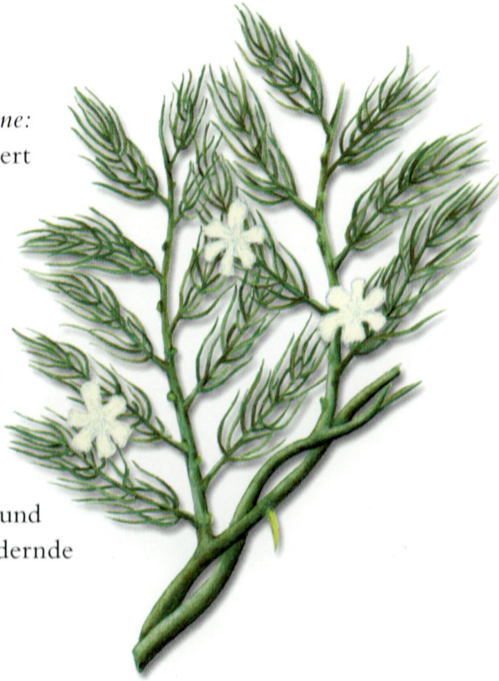

Nutzen für die Fortpflanzungsorgane: Zierspargel wird seit vielen hundert Jahren von den indischen Heilkünsten verwendet und bereits in den Arbeiten von Charaka und Vagabhata erwähnt. Er wird hauptsächlich zur Steigerung der Milchproduktion bei stillenden Müttern verwendet, fördert aber auch die Samenproduktion.

Allgemeine Verwendung: Er hilft bei allgemeinen Schwächeerscheinungen und hat krampflösende und schmerzlindernde Eigenschaften.

SCHWARZER MUSLI ✦ *Talamuli*
Curculigo orchioides

Beschreibung: Schwarzer Musli, ein kleines immergrünes Gewächs, hat eine längliche, knollenartige Wurzel, Stiel und sich seitlich ausbreitende Wurzeln. Diese Pflanze hat kurze, stielförmige Blätter, die rosettenförmig angeordnet sind, und leuchtend gelbe Blüten.

Standort: Schwarzer Musli wächst wild in den subtropischen Himalaya-Regionen, von Kumaon in östlicher Richtung bis nach Bengalen und Assam. Er ist auch im westlichen und südlichen Indien zu finden.

Nutzen für die Fortpflanzungsorgane: Wurzelstock und Rhizom werden von der Ayurveda- wie auch Unani-Heilkunde verwendet. In alten Legenden heißt es, dass es sich um eine Heilpflanze handelt, die große Kräfte verleiht und bemerkenswerte aphrodisische Eigenschaften besitzt. Sie wird bei Impotenz, unzureichendem Samenfluss und starken Blutungen verschrieben.

Allgemeine Verwendung: Sie ist ein häufig verwendeter Bestandteil von Ayurveda-Präparaten, die für eine Vielzahl von Beschwerden verwendet werden. Sie ist ein besonders wirksames Tonikum gegen Erschöpfungserscheinungen und wird zur Behandlung von Hämorrhoiden verwendet. Stammesvölker verwenden das Rhizom-Pulver in ihrer Küche als Speisemehl.

KAMPFER ✦ *Karpura*
Cinnamomum camphora

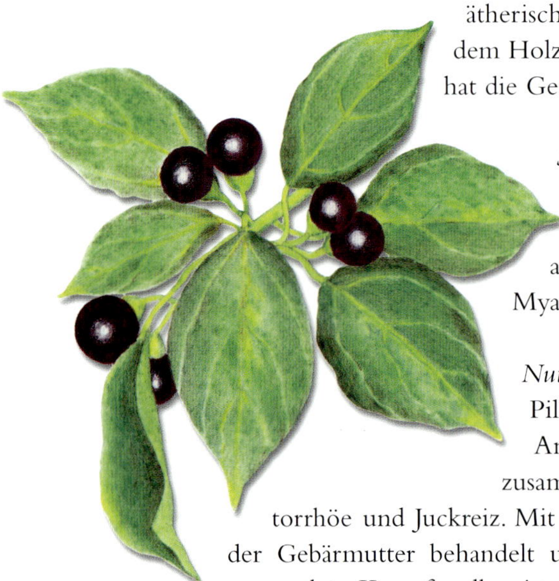

Beschreibung: Kampfer ist ein verfestigtes, ätherisches Öl, das durch Destillation aus dem Holz dieses Baumes gewonnen wird. Es hat die Gestalt weißer Kristalle.

Standort: Kampfer gibt es auf allen indischen *Bazaars* (Märkten) zu kaufen. Dieser Baum wächst auch auf Borneo, in Sumatra, Myanmar und Teilen Indiens.

Nutzen für die Fortpflanzungsorgane: Pillen, die sich aus ganz bestimmten Anteilen Kampfer und Opium zusammensetzen, helfen gegen Spermatorrhöe und Juckreiz. Mit Kampfer werden auch Schmerzen der Gebärmutter behandelt und er wird als Einreibungsmittel verwendet. Kampfersalbe ist sehr wirksam bei Juckreiz und Ekzemen der Geschlechtsorgane und starken Monatsblutungen. Eine Reihe aphrodisischer Präparate enthalten ebenso Kampfer.

Allgemeine Verwendung: Kampfer wird zur Behandlung einer Vielzahl von Erkrankungen verwendet, wie Epilepsie, akuter Rheumatismus, Zahnschmerzen, chronische Bronchitis und Kopfgrippe.

MINERALISCHES PECH ✦ *Silajatu*

Beschreibung: Es handelt sich um das Exsudat von Gestein, das in den Bergen gefunden wird. Das Pech tritt im Sommer aufgrund der starken Sonneneinstrahlung aus dem Gestein aus. Es gibt vier Arten von mineralischem Pech, die sich nach dem Mineralgehalt des Gesteins richten: Gold, Silber, Kupfer und Eisen. Das Letztere ist überall erhältlich und wird gern als Aphrodisiakum und zur Verjüngung des Körpers verwendet. Das Gestein, das dieses Pech enthält, ist für Menschen unerreichbar. Affen, Vögel, Ratten und anderes Getier, das die Bergwelt bevölkert, frisst dieses mineralische Pech gewöhnlich. Da Ratten ganz instinktiv die Gedärme immer an ein und dem gleichen Ort entleeren, lösen die Einheimischen diese Exkreta in Wasser auf, behandeln sie weiter und verkaufen sie als mineralisches Pech. Für medizinische Zwecke wird Gestein, das mineralisches Pech enthält, in Wasser gekocht. Die cremeartige Substanz, die dabei gewonnen wird, wird als mineralisches Pech verwendet.

Standort: Gestein, das mineralisches Pech enthält, ist in den Bergen Nordindiens (Himalaya), Bhutans, Pakistans, der Länder Saudi-Arabiens und der Mongolei zu finden.

Nutzen für die Fortpflanzungsorgane: Es ist ein starkes Aphrodisiakum, das zur allgemeinen Stärkung des Gesundheitszustandes und Verjüngung des Körpers genutzt wird.

Allgemeine Verwendung: Charaka beschrieb die Wirkung von mineralischem Pech folgendermaßen:

> „Es gibt keine heilbare Krankheit, die nicht wirksam mit Silajati behandelt werden kann, wenn dieses zum richtigen Zeitpunkt zusammen mit anderen wertvollen Medikamenten und unter Verwendung korrekter Behandlungsmethoden verabreicht wird."

Dieses Heilmittel stärkt ganz generell die Immunität wie auch die Immunität gegen ganz bestimmte Krankheiten. Es heilt nicht nur Erkrankungen der Geschlechtsorgane und der Harnblase bei Männern wie Frauen, sondern ist auch ein hervorragendes Heilmittel zur Behandlung von Knochenkrankheiten und Gelenkbeschwerden.

SEIDEN-BAUMWOLL-BAUM ✦ *Salmali*
Bomba malabaricum

Beschreibung: Es ist ein großer Baum mit 4-6 Zoll langen Blättern, die oben und unten spitz zulaufen. Die Blüten sind groß und rot. Die Früchte sind 6-7 Zoll groß und eiförmig. Sie haben fünf Kammern, in denen sich die Samen und ein seidenartiges Material befinden. Die Rinde hat Dornen und gibt eine harzartige Substanz aus, *moca-rasa* genannt. Die Wurzeln eines zwei-oder dreijährigen Baumes werden als Ersatz für schwarzes *Musli* verwendet.

Standort: Dieser Baum wächst wild in Indien, Sri Lanka, Indonesien und Malaysien. Er wird wegen seiner wunderschönen roten Blüten an Straßenrändern, in Parkanlagen und am Ufer von Seen angepflanzt.

Nutzen für die Fortpflanzungsorgane: Die Wurzeln junger Bäume werden als Aphrodisiakum verwendet. Die harzartige Substanz, die aus der Rinde austritt, wird zur Verhinderung frühzeitigen Samenergusses und zur Verbesserung der Samendicke verwendet. Es ist nahrhaft und fördert die Virilität. Die unreifen grünen Früchte besitzen diuretische Eigenschaften. Die Knospen werden als Gemüse verwendet und sollen den Geschlechtstrieb fördern.

Allgemeine Verwendung: Der harzartige Extrakt und die Blüten sind blutbildend. Eine Paste aus seiner Rinde heilt Brenngefühle und Ödeme. Mit einer Paste aus den Dornen seiner Rinde werden Pickel und Mitesser im Gesicht behandelt.

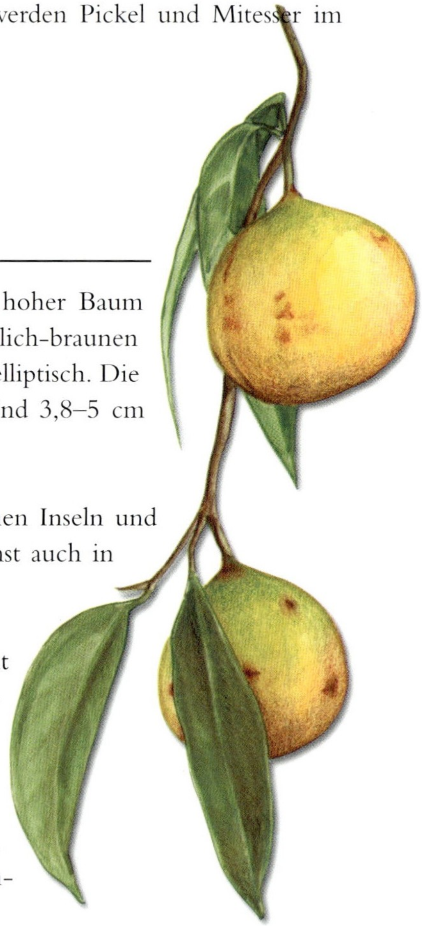

MUSKATNUSS ✦ *Jatiphala*

Myristica fragrans

Beschreibung: Der Muskatnuss-Baum ist ein hoher Baum mit zarten Ästen, elliptischen, hellen, gelblich-braunen Blättern. Seine Blüten sind 6 mm lang und elliptisch. Die Früchte haben eine eiförmige Gestalt und sind 3,8–5 cm groß.

Standort: Muskatnuss wird auf den malayischen Inseln und der malayischen Halbinsel angebaut. Er wächst auch in den östlichen Molukken und in Südindien.

Nutzen für die Fortpflanzungsorgane: Die Frucht ist bitter, scharf und hat einen durchdringenden Geschmack. Sie ist ein Aphrodisiakum und hilft bei Herzbeschwerden und Ausscheidungen der Harnwege. Die Nuss und ihre Schale haben harntreibende, milchbildende und stimulierende Eigenschaften.

Allgemeine Verwendung: Muskatnuss, die im Allgemeinen als krampflösendes Mittel verwendet wird, hilft gegen Blähungen, Übelkeit und Erbrechen. Sie wird bei Bronchitis, Asthma und Durstgefühlen verschrieben und hat auch ihren Platz als Küchengewürz gefunden.